中医修习录 ①

古典中医哲学原理

明梁 著

中国科学技术出版社
·北京·

图书在版编目（CIP）数据

中医修习录. 一，古典中医哲学原理 / 明梁著. —北京：中国科学技术出版社，2022.6（2025.8 重印）

ISBN 978-7-5046-9491-1

Ⅰ.①中… Ⅱ.①明… Ⅲ.①中医学—医学哲学—研究 Ⅳ.①R2

中国版本图书馆 CIP 数据核字 (2022) 第 040459 号

策划编辑	韩　翔
责任编辑	王久红
文字编辑	靳　羽
装帧设计	佳木水轩
责任印制	徐　飞

出　　版	中国科学技术出版社
发　　行	中国科学技术出版社有限公司
地　　址	北京市海淀区中关村南大街 16 号
邮　　编	100081
发行电话	010-62173865
传　　真	010-62179148
网　　址	http://www.cspbooks.com.cn

开　　本	710mm×1000mm　1/16
字　　数	111 千字
印　　张	15
版　　次	2022 年 6 月第 1 版
印　　次	2025 年 8 月第 3 次印刷
印　　刷	北京博海升彩色印刷有限公司
书　　号	ISBN 978-7-5046-9491-1/R·2860
定　　价	39.80 元

（凡购买本社图书，如有缺页、倒页、脱页者，本社销售中心负责调换）

内容提要

本书主要介绍了古典中医学的哲学思维，以河图洛书、阴阳五行、太极八卦、天干地支为切入点，从最基本的天象原理出发，还原古人观察日月星辰流转而产生哲学思维的过程。其中观察日月往来的昼夜变化而产生阴阳思想，观察五大行星的顺逆现象而产生五行生克思想，观察二十八宿的顺序流转产生四象一体的气运思想，而这一切又统一于时空观念。古人对时间与空间的认识源于观察宇宙天象，而时间和空间造就万物，产生生命变化，对时空的认识就是对生命的认识。本书内容丰富，语言通俗，能够帮助读者建立传统的中医学思维，适合广大中医临床工作者及中医爱好者阅读参考。

前　言

2019年新冠病毒突然袭来，仿佛让整个世界陷入了沼泽，幸而我们国家上下一心、众志成城，探索出了一套中西医结合抗击疫情的"中国方案"，最终坚决有效地控制住了疫情的蔓延，这无疑是一个伟大的创举。古老的中医学也在这场疫情中重新焕发活力，进入大众视野，在中医学带给我们惊喜的同时，关于如何更好地传承与发展传统中医，就成了一个值得思考的问题。所谓"问渠那得清如许？为有源头活水来"。中医作为一门学问、一个行业，必须要有新鲜血液的注入才会充满活力，才能继承发展、源远流长，这需要年轻有志之士奋发投入，不然后继乏人，只能走向没落。继承传统，发展中医，是我们青年中医义不容辞的责任和义务。

在古代，中医是一份高级职业，中医大夫一般都是具有一定文化基础的知识分子。高声望名的大医自不必说，到哪里都会备受尊崇，就算是乡野林间的土郎中，在十里八乡也会被人高看两眼，这是医生救死扶伤的职业性质使然。传统的中医传承途径主要有二：一为家传，即家族中几代行医，父终及子，子终及孙，子孙自幼在家族父辈行医环境中耳濡目染，逐渐成才，继承家业。这是最理想化的传承方式，然而这种世承家业的传承方式有限，毕竟祖传世家就那么多。二为师承。家境殷实者可叩拜名师，在名师引导下，步入正途，循序渐进，而家境贫寒者则只能卖身于师，从干杂活做起，采药、制药，再到背书、学习，最后到跟诊、出诊，没有十几年的时间，是不可能出师的，真是步步艰辛，其中血泪，可想而知。经过漫长的考察期之后，师父才会考量其品性智慧，择优传授。由此可见，在古代社会学习中医的门槛是很高的，成才周期也是异常漫长的，这也导致了中医的成才率很低，没有家传或师承的门路，对于大多数普通人来说，进入医门简直是一种奢望。

中国人民共和国成立以后，在毛主席"中国医药学是一个伟大的宝库，应当努力发掘、加以提高"的思想指导下，国家政府高度重视中医的继承和发展，在各地陆续建立了多所中医学院，尝试现代化的中医培养模式。中医学院广开门路，让更多人有机会进入医门，然而问题也随之而来。每年进入校门的学子多如牛毛，毕业后能成才者却凤毛麟角。中医学子不成才并非智力不及，而是另有原因。刚入校门，大多数学子都对中医抱有一腔热情，摩拳擦掌要在中医方面有所作为，然而在长年的学院教育过程中，由于课程设置原因，学生多数情况下只能浅尝辄止，而且一名老师教授上百名学生，无法顾及每位同学的实际学习情况，以致多数学子不是在漫长的医路途中迷失方向，逐渐放弃，就是转求他途，能持之以恒终而成才者少之又少。

作为一名既无家传又无师承指引的普通学子，在求索中医之路的学生时代，穿梭在图书馆里翻阅卷帙浩繁的中医典籍，我不禁感叹中医学知识的博大精深，同时又苦恼无法窥得其中门径，爱而不得，那时就希望能有一些著作可以引导，为我指点迷津。潜心书海几年，我才从各种中医典籍中窥得医理一二，并慢慢进入中医临床。刚开始独立诊疗时，现实中的病患情况与理论学习并不相同，这让我无所适从，就像刚学会走路的孩子，没有父母的引导，彷徨不知所向，这时才理解孙思邈所言"读方三年，便谓天下无病可治，及治病三年，乃知天下无方可用"。只有走过迷茫期与彷徨期，才能进入中医世界。夜深人静之时，我常会思考，为什么中医在现代社会中是一种如此纠结的存在，有太多人不认可、不理解，但又是确实存在的一种需求。对待中医，爱之者如美玉，憎之者如敝屣。为何现代人学习中医如此困难？偶然一次翻阅起外甥的小学课本，突然间明白了问题所在。20世纪初，国人的教育模式开始发生变革，传统的私塾教育被新式学堂取代，传统的思维方式也受到西方科学思维的冲击。直至今日，社会教育奉行的仍然是西方现代科学的教育模式，主流教学课程从小学到中学、再到大学，精细化分科的科学思想成为不变的主题，这种模式让整个社会适应了西方的科学思维方式。就好像传统思维模式下形成的中医学操作系统，安装在西方文明的硬件系统中，于是就出现了一种方枘圆凿的画面，造成了中医与现代社会的错拍，可以说中医是在现代社会的中华文明土壤中生长出的最后倔强。

编写本套丛书的初衷，最开始是想为自己每个阶段的所学所感做个总结，以备将来反复斟酌提高之用，后来时常与其他中医同道交流，发现在学习中医的路上大家都会经历相似的困境。成家生子后，思虑后代子孙如果将来步入医门，一定也会经历同样的困境，便希望将自己当下的经验感悟传递给他们。随着时间的推移，经历越来越多，想法会越来越成熟，年轻时的经历会逐渐淡化，此时的说教可能很难引起年轻人的共鸣并产生身临其境的感悟，因此创作的意图也发生了转变，希望将自身的学医经历与点滴感悟做一次阶段性总结，留给后辈的中医学子，以期对他们在中医路上可能遇到的困境有所启迪。

　　本套丛书秉承着这样的理念，以河图洛书、阴阳五行、太极八卦、天干地支为切入点，从最基本的天象原理出发，还原古人观察日月星辰流转而产生哲学思维的过程，以期找回传统的思维方式。在传统思维方式的引导下，根据天人合一整体观念，由天象原理延伸到生理结构中的升降出入、形神相生、气血营卫、脏腑经络及命门三焦等方面，最后从生理过渡到病理，分析内外表里、虚实补泻、外感内伤、伤寒温病、营卫相随等病理表现，并将理论与临床融合一体，通过分析具体的临床医案多方面论证，尝试打破中西医之间的壁垒，立足衷中参西的角度，从古典中医学原理出发，对中西医学共同升华为生命科学的道路进行探索。

中医之路，漫漫修远，吾辈将上下而求索，心之所善，虽九死其犹未悔，正所谓：

斧过浮沉斜乾坤，地生万物正人文。

草木移星荣枯换，鱼鸟融冰见藏伸。

鬼蜮皆因情欲滥，大道宜向常中寻。

私心求浅溪底净，学问穷邃高云深。

明　梁

目 录

第1章　依大道生命不息，因运动整体平衡⋯⋯⋯⋯ 001
　　一、生命不息，运动不止⋯⋯⋯⋯⋯⋯⋯⋯⋯⋯ 001
　　二、常运才能常动⋯⋯⋯⋯⋯⋯⋯⋯⋯⋯⋯⋯ 004
　　三、有序运动构成整体⋯⋯⋯⋯⋯⋯⋯⋯⋯⋯ 011
　　四、天人合一⋯⋯⋯⋯⋯⋯⋯⋯⋯⋯⋯⋯⋯⋯ 015
　　五、生理结构，运化一体⋯⋯⋯⋯⋯⋯⋯⋯⋯ 020
　　六、天地造物，不偏不倚⋯⋯⋯⋯⋯⋯⋯⋯⋯ 025
　　七、平衡之道，生克制化⋯⋯⋯⋯⋯⋯⋯⋯⋯ 030

第2章　河图洛书藏奥秘，三维立体双螺旋⋯⋯⋯⋯ 037
　　一、河图洛书与双螺旋结构⋯⋯⋯⋯⋯⋯⋯⋯ 037
　　二、正视角度的河图⋯⋯⋯⋯⋯⋯⋯⋯⋯⋯⋯ 041
　　三、侧视角度的洛书⋯⋯⋯⋯⋯⋯⋯⋯⋯⋯⋯ 045
　　四、河洛的同步统一性⋯⋯⋯⋯⋯⋯⋯⋯⋯⋯ 048
　　五、河洛双螺旋原理与天圆地方⋯⋯⋯⋯⋯⋯ 054

第3章　天地论盖天浑仪，太极图前世今生⋯⋯⋯⋯ 061
　　一、太极图简介与起源⋯⋯⋯⋯⋯⋯⋯⋯⋯⋯ 061
　　二、盖天学说的宇宙观⋯⋯⋯⋯⋯⋯⋯⋯⋯⋯ 066
　　三、七横六间图与来知德太极图转化⋯⋯⋯⋯ 070
　　四、浑天学说的宇宙观⋯⋯⋯⋯⋯⋯⋯⋯⋯⋯ 080
　　五、浑天宇宙视角下的太极图⋯⋯⋯⋯⋯⋯⋯ 088
　　六、宣夜学说宇宙观与太极图鱼眼⋯⋯⋯⋯⋯ 090

第 4 章　划时空三生万物，分阴阳八卦生成……095
- 一、从哲学开始……095
- 二、三维一体的时空宇宙观……100
- 三、太极生两仪……104
- 四、三生万物……108

第 5 章　河洛生成阴阳数，八卦推演先后天……115
- 一、先天八卦与后天八卦……115
- 二、先天八卦生成……119
- 三、先天八卦的上帝视角……122
- 四、八卦的阴阳属性与河洛卦变……130
- 五、后天八卦的人文视角……137

第 6 章　论五行生克顺逆，观天象日月星辰……151
- 一、五行……151
- 二、五行生克与五星顺逆……158
- 三、五行生克制化……175
- 四、土枢四象，五行一体……184

第 7 章　分天干五行生克，合地支六气主从……195
- 一、干支纪历……195
- 二、天干十日与五行生克……199
- 三、地支十二月……204
- 四、十二地支的五行关系……212
- 五、天干五运与地支六气……216
- 六、六十花甲子与纳音五行……219

第1章 依大道生命不息，因运动整体平衡

一、生命不息，运动不止

想象一下，是什么造就了这个缤纷多彩的世界？

天地交泰，日月轮转，山峦秀丽，江河波澜，云卷云舒，风生水起，鱼鸟沉浮，蝴蝶翩翩。有"千里莺啼绿映红"，也有"接天莲叶无穷碧"，有"霜叶红于二月花"，也有"北风吹雁雪纷纷"……这些诗词处处让我们感受到这个世界的灵动，世间万物的灵动来源于世界自然有序的运动。再想象一下，一个没有运动的世界，那就是灾难电影里世界末日的场景。以这种运动观念来看待世界，看待生命，是我们中国人几千年前就提出的命题。正如《易经·象传》说："乾道变化，各正性命，保合太和，乃利贞。""是故刚柔相摩，八卦相荡，鼓之以雷霆，润之以风雨；日月运行，一寒一暑。"《道德经》说："天地之间其犹橐籥乎，虚而不屈，动而愈出。"《杂

阿含经》说："色无常，受想行识无常，一切诸行无常。"唐代刘禹锡有诗："沉舟侧畔千帆过，病树前头万木春。"刘希夷有诗："年年岁岁花相似，岁岁年年人不同。"这都是以运动观念来认识世界的典范。西方有哲人认为"人不能两次踏进同一条河流"，这与传统哲学的运动观认识理无二致。

生命不息，运动不止，生活在这个灵动的世界中，我们身体的健康也来源于运动，生命在于运动，于是我们理所当然地认为应该像竞技体育那样追求跑得更快、跳得更高，追求生命的极限，跳舞跳到三更半夜，三天三夜；健身健到通宵达旦，精疲力竭；攀岩、蹦极、速降，更是玩的就是心跳，结果发现运动得越多，健康却离我们越来越远，运动不止，生命将息。有些人在夜以继日欢歌曼舞的时候，膝盖发生了磨损，痛苦不堪，而有些人在通宵达旦健身健美的时候发生心梗猝死，或者脑卒中出血，这是运动的错吗？很明显不是，是我们不懂得如何正确地运动。实际上我们太多人忽略了运和动的区别，两者代表意义不同，所谓运动，不是单单动起来就可以了，身体健康更多的是需要运起来，运动健身的目的是为了通过外在四肢的动，达到内在脏腑气血有规律的运。

运，繁体字"運"从走从军，指的是行军运粮，行军运粮属于军事机密，一般都是隐秘进行的活动，后来运的引申意义表示为一种无形的方向性运行，指代有一定规律的抽象运动，正所谓"日运为躔，月运为逡""运筹帷幄之中"。动，繁体字从重从力，指的是通过外力施加而改变状态，与静相对，是肉眼可见的动态变化。我们观察自然界中的万物，都是追求一种常运的生命状态，蛇龟等冬眠的动物我们虽然观察不到它在动，但是身体内部脏腑在有规律地运化，因此寿命相对较长，而老虎、豹子等跑得很快的动物，虽然外象比较有活力，但是机体运化相对不足，因此寿命相对较短。这就有点像音乐给我们带来的感觉，摇滚音乐听着比较热闹，让人热血沸腾，但是乐感不长久，而那些音律婉转的乐曲，虽然给人带来的冲击感没那么强烈，但是韵味悠长，耐人寻味。《易经·象传》说："天行健，君子以自强不息。"《吕氏春秋·尽数》："流水不腐，户枢不蠹。"这都是追求一种常运的生命状态，身体健康为什么要常运而不是常动呢？

在生活中，我们都遭遇过堵车，正常情况下，如果车辆行驶以交通规则为准，按照交警或者红绿灯的指示正确行驶，交通是不会堵塞的。堵车以后，如果没有交警指挥交通，车辆随意行驶，只会堵得越来越厉害，这就是只有动没有运的结果，而运指的就是一种有方向、有规则的疏通，让车辆有序地行走，这样堵车的问题才会慢慢地解决。人之气运如同水流，能载舟，也能覆舟，能滋养良田，也能成洪水猛兽，因此我们身体健康的锻炼也要像疏通堵车一样，常运才能常动。如果单纯地动，没有在一个大的运势规律指导下，那就是瞎动，动辄得咎。所以在丹道学中有"降龙""伏虎""活子时"的功法，目的就是为了防止出现气血无运而动带来的灾难，生命的运动，必须在一个大规律的引导下进行，上合天地的运转规律，下合万物的生长变化。

二、常运才能常动

我们小时候都玩过一个游戏，用一根绳拴住一块石块，另一头用手拽住使劲甩，石块会从地面上飞起来，以手为中心旋转。如果手劲大，石块会越转越快，直至脱离绳的束缚；如果手劲小，石块会越转越慢越低，最后会停下来，落到地上。宇宙中的地球和太阳的关系就如同石块和手，依靠一根无形的绳牵引着旋转，也就是通过向心力来维持这种公转关系。当公转速度逐渐变慢时，维持公转关系的向心力会慢慢变弱，地球不再受太阳吸引，就在太空中陷落或者飞走；当公转速度加快时，向心力增加，地球会不断靠近太阳，最后被捕获。在合适的运转速度与距离条件下，地球和太阳会保持着公转关系的稳定，维持它们之间的上下等级关系。如同地球和太阳之间的公转关系一样，地球要维系自身的存在，必然也是日夜不息地围绕地轴自转，这种自转向心力能够维持自身不至解体，这就是处在地球上的我们能够时刻感受到重力的原因。如同手与石块的关系一样，如果地球自转的速度不够快，地球上的物体感受到的重力越来越小，最后会飞离地面，地球也就会解体；相反的，如果地球自转速度过于快，地球对周围天体的吸引力会不断加强，就会不断有天外来客降临地球。于是在合适的地球自转条件下，地球吸引月球做规律的公转运动，形成稳定的地月系统。依据同样的道理推测，太阳相对于行星来说是恒定的，必然也会处在自转运动中以维持自身存在和日地公转系统稳定，同时在与比太阳系更大的银河系公转运动中，维持与周围环境的亲密关系，这是宇宙运动规律的基本模式。太阳的自转维持自身结构存在，同时也维持着与地球公转系统的稳定，在整个公转系统的相对关系中，太阳自转是运，而地球公转就是动。在现代物理学的认识中，构成物质的基本单位是原子，原子结构由处于中心的质子和围绕质子运转的电子构成，这种运动关系和宇宙中的天体运行规律如出一辙。大到天地间的天体运转有自转和公转，小到原子结构中的电子围绕质子运动，自然界中的万事万物无不处于这种运动关系中，且以不动的运为主宰，这是维持世界存在的原动力。

我们都说人身是小天地，生活在天地宇宙中的我们，身体内部的脏腑运化模式与宇宙运动规律如出一辙，时刻跟随着天地运转进行着有规律的运动变化。生物学上认为细胞是维持生命的最基本单位，以细胞结构而言，中间有细胞核，外周有细胞质，细胞质里包含着各种细胞器。细胞核是相对固定不动的，而细胞质载着各种细胞器在围绕细胞核做圆周运动，细胞核内部结构一定也是处在运化当中的，两者作用协调，如同太阳与地球的运动关系一样，共同维持细胞的自身存在和功能稳定。如果细胞结构内这种运动关系失于协调，细胞就会逐渐老化，功能减弱直至死亡，最后被分解而淘汰。人体生理结构是在细胞－组织－器官－系统的等级上不断升华之后形成的整体，生命结构中的等级关系就如同宇宙系统中地月系－太阳系－银河系的等级性一样，由个体自转和彼此之间公转的运动关系构建，于是天人合一生命观的意义就在于永不休止的运动，而这种运动就是道家讲的道。道家的内丹修炼，就是为了加强自身存在及维持天人合一关系而采取的方法，维持这种运动关系以期达到身体健康长生久视的目的，以至于寿与天齐，当然这是相当困难的事。总而言之，大到地球太阳以至银河黑洞，小到组织细胞以至分子原子，无一不是处于自转运动以及与上下级之间的公转运动中，用以维持自身的存在及变化。这种运动作用在人体或者天地间的表现，中医哲学称之为气机，气机指的就是宇宙万物的运动，以升降出入为主要表现形式。《素问·六微旨大论》说"出入废则神机化灭，升降息则气立孤危，故非出入，无以生长壮老已；非升降，无以生长化收藏，升降出入，无器不有"。只有这种无形的气机运化正常，人体内有形的脏腑形骸才会正常，这在哲学中称为无中生有。而有形的积累对这种无形的运动变化又是一种促进作用，最后进入一个无形生有形，有形化无形的良性循环，达到一种阳主阴从的协调状态。这是对中医学崇阳思想的最好体现，孤阳不生，独阴不长，阴阳必须是相辅相成的，阳动生阴，阴足阳动，以运动来建立、启动和维持这种体用之间的良性生存关系。

从物理学的角度分析，运动是能量状态转换的一种形式，能量转换产生运动，"动"体现出来的是动能状态，而"运"体现出来的是势能状态，运动是由势能转换为动能时的表现形式。

在自然界中，势能转换动能产生的运动现象无处不在。正如空气从高压处往低压处流动，高低压之间的气压势能转换成空气的动能，形成季风现象，又如水往低处流，高度差异的重力势能转换成水流的动能，产生"百川东到海"的现象。我们要想把水从地面抽到十几米的高空中，需要借助一台功率很大的机器才能做到，而在现实世界中，一棵几十米高的树却能轻轻松松地做到。树木不借助任何工具就能将水分从地下根茎运输到树叶上进行蒸腾作用，因为树木利用内部结构改变了水往低处走的重力势能差，使这种势能作用逆转，所以才产生了扭转乾坤的神奇效果。这种现象如同我们身体内血液运行的原理，现代生理学认为人体的血液循环由心脏动脉发出，流向全身组织的毛细血管，再由静脉回流心脏，但是我们全身的血液加起来有几千克重，心脏的功率只有十几瓦那么点，怎么能够做到将这么重的血液运行到全身的呢？这当然还是利用势能转换动能的原理。生理状态下，营养物质的运化过程由血液进入组织液，再由组织液进入细胞中，而代谢产物的运化过程正好相反，由细胞外出组织液，再外出到淋巴或者血液中。供需关系为运化过程提供动能，这种供需关系就代表一种势能压力，细胞对血液中的营养物质是正需求，就会产生势能压力，引导营养物质源源不断地进入细胞中。同时血液从心脏源源不断地流向毛细血管，胃肠道源源不断地消化吸收营养物质进入血液，就跟水从高处往下流一样不费吹灰之力，自然而然地发生。同样的道理，细胞产生的代谢垃圾对细胞来说是负需求，会让代谢产物由五脏出离六腑，再通过九窍毛孔排出人体，利用的也是这种势能关系。血液循环可以克服重力势能带来的影响，正常完成出入的过程，富含营养的动脉血从心脏流出去，静脉血再回流心脏，就跟呼吸动作一样协调，这完全依靠系统内部势能转化力量的支持。

运动是由能量转换产生的，而物理学上认为能量是守恒不变的，因此在能量转换的过程中一定会产生双向调节作用。这个过程如同树木的生理结构一样，根部吸收水分上行枝叶，进行蒸腾作用，枝叶进行光合作用制造有机物下行，储藏于根部，在根部与枝叶之间，水分的势能压力带来上升作用，有机物的势能压力带来下行作用，根茎与枝叶之间相互依存，升降往来，这就是水火交济之道，如同天地之气的升降往来一样，地气上为云，天气下为雨。从哲学上讲，这是太极生两仪的具体表现，因为供需关系产生势能让两者运动往来构建生命整体，这是太极；而这一来一去两种运动方向，就是阴阳两面。世间万物都由运动产生的阴阳两面构成，因为运动会产生变化规律，而变化双方的属性表现必然不同，正如风水轮流转，三十年河东，三十年河西。因此世间万事万物的运动都有一定的规律性和方向性，寒暑往来，昼夜交替，天地升降，云行雨施，莫不如此，而人体内的生理运化过程理同于此，正如组织细胞与外界环境的物质交换双向进行，会产生虚和实的病理变化。

三、有序运动构成整体

在这个运动的世界里，我们要用运动的眼光去看待生命。心脏的跳动，肺的呼吸运动，胃肠的蠕动，血液津液的运行，体温和血压的变化等，都是一个鲜活生命灵动的特征，就好像天地间草木的荣枯华实一样。人体的病理变化及发展，也是一个动态的过程，这存在于中医学的病理观念中，正如扁鹊见蔡桓公，观察其病理发展由腠理到肌肤，再到血脉，到肠胃，最后入骨髓直至发展到不治而亡。对方药的认识也要用动态发展的眼光，一棵草木就是一个生命体，时应春夏秋冬，地应寒热燥湿，有自己的习性爱好，有生长壮老已的生命状态，一切众生都处于运动变化之中。

不同的药味配合在一起就构成了一组药方，药方有没有活力就体现在方子有没有运动性，因为一味药有一味药的作用特点和作用方向，对不同的脏腑有不同的作用，如果不加辨析掺杂起来混为一谈，垒方叠药，那就是一群乌合之众，没有任何战斗力，就好像音乐一样，笛子也有，箫也有，架子鼓也有，钢琴也有，琵琶、二胡也有，铜锣、小号也有……所有的声音混合起来，没有统一指挥，只有动，没有运，没有韵律，各自演奏各自的，最后成了噪声。生命的运动维持并不是各自为战，而是有一定的秩序性，各脏腑协调统一，有序运动而建立起系统整体性。

新中国成立以后，为了中医学的继承和发展，国家批准成立了多所中医院校，同时号召中医界众多泰斗级别的专家学者为学院统一编写教材。老前辈们对中医学的理论特点进行总结，最后浓缩为八个字——"整体观念，辨证论治"，可以说是中华民族传统智慧与现代马克思主义辩证法的经典结合。随着时代的发展，由于中医教育的西医化思想严重，对传统中医经典的忽视，人们对整体观念的认识浮于表面，仅仅停留在口头文字上，于是这四个字就显得苍白无力。作为新时代的中医工作者，我们有必要将整体观念的精神内涵重新找回。

整体观念是中医学思想的独创吗？显然不是。现代医学也有整体思想，比如生理学认为人体的生理功能是由八大系统共同协调完成的，这是一种整体思想，而每个系统功能又是由不同的组织器官协调运作实现的，这也是一种整体观，每个组织器官又是由不同功能的细胞构成的整体，细胞是由不同细胞器构成的整体……不只在医学中，我们这个世界中的方方面面都是由系统整体性构成的，大到国家社会，小到公司家庭，任何一个独立的个体都是一个整体。由此看来，中医学家提出的整体观念，并不是一个多么高明的想法，因为它本来就是世界的共同特点，并非一家独有。中医学的伟大之处在于将这种整体观念应用到医疗过程中的每一个环节，从理论学习，到诊疗辨证，再到处方治疗，贯穿始终。虽然在现代医学的观念中存在整体思想，但是在治疗过程中却偏离了这种整体思想，走入了头痛医头、脚痛医脚的死胡同，当然这也是现在多数中医受西医思维影响的一个通病。

整体系统依靠内部之间的相互依存关系而产生。好比国家内部各地区之间优势互补，构建成为一个整体。山西富产煤炭，作为商人，不可能把其他地方生产的煤炭运到山西去销售，因此就煤炭来说，山西相对于其他地区是正压力，商人们把煤炭从山西运出来，运到不生产煤炭的地方销售，比如青岛，这是一种供需关系。由山西煤炭运出产生的利润一定会满足山西地区的需求，而青岛富产海鲜，相对于不靠海的山西来说是正压力，于是自然而然就会有人把海鲜从青岛运出，往山西卖，这又是一种供需关系。如此一来，两个地区之间互通有无，各取所需，互相依存，很自然形成经济一体化，共同发展富裕，整个国家就在这种双向依存关系中紧密结合，成为一个有机整体。而国家与国家之间互相依存，就会建立起全球经济一体化，整个世界成为一个大家庭。各个国家在这个整体世界中各司其职，如果某个环节发生脱节，整体关系就被打破了，经过一段时间的调整之后，会重新建立一个新的秩序，构建一个新的整体，而形成这一切的基础都是有序的运动。

中医学的整体观念主要表现在三个方面：①人和自然界之间构成一个有机整体；②人与社会之间构成一个有机整体；③构成人体的脏腑经络四肢百骸是一个有机整体。这三方面是对传统中医学天人合一整体思想的完美总结。

四、天人合一

积阳为天，积阴为地，天气轻清在上，地气重浊在下，天覆地载之间万物并育，为生命的存在提供基本环境，人为万物之灵，自然不能脱离天地环境单独存在，对宇宙时空环境产生依赖性。天地环境为人类的生存提供基本条件，人在环境中也要承担相应的职责，为维持生态环境的平衡稳定而努力，如此一来人与自然界之间便形成一个有机整体。自然界生态系统的平衡稳定依赖生物与环境之间、生物与生物之间的协调关系维持。在一个草原上，植物是生产者，为生态系统提供能量来源，草食动物吃草，肉食动物捕食草食动物，都属于消费者，所有生物死亡以后都会被细菌、真菌等微生物分解，重新被植物吸收，微生物属于分解者。生产者、消费者、分解者之间的关系互相配合，保证生态系统的物质循环、能量流动以及信息传递协调畅通，生态系统才能平衡稳定。比如青草负责生产有机物，兔子啃食青草，狼捕食兔子，形成一条生物链，生物链的稳定性依靠各生物的共同协调。如果这条生物链中任何一个环节有波动，必然引起整个生态系统的变动，最后达到一个新的平衡状态。多条生物链交叉重叠形成生物捕食网络，人类虽然处于生物捕食网络的顶端，可以根据主观意愿对生物链进行调控，但是我们仍然是其中的一个环节，没有脱离天地环境，也不能违背客观的自然规律，仍然要以维持生态系统的平衡稳定为己任。因为我们与天地环境是互相依存的关系，更多的是我们依存天地，没有了生态环境，就没有我们生存的家园，生态环境破坏了以后经过调整还有自愈能力，而我们生存的家园没有了，那就真没有了。

人与天地环境之间构建的整体，除了天地为人提供生存环境，人为维持天地之间生态系统的平衡稳定而努力的相互关系之外，还有一种人体与时空环境同步变化的相应关系。正如《素问·宝命全形论》所言："天覆地载，万物悉备，莫贵于人。人以天地之气生，四时之法成……夫人生于地，悬命于天，天地合气，命之曰人。"这两方面才是对中医学天人合一整体观念的全面体现。

《上经·重言》曰："故言外，阳和运，则气动物动。言内，神机正，则血运气行。天地，一体也。人亦一体也。天地极虚，之一物矣。人，亦天地一物矣。天经，无不易之理。地纬，无不变之经。天度不满而无，地数难周以偏。故言天者，实则言地也。故天赐以化，地以育应之。天和以光，地以景明应之。"（语出《太乙版黄帝内经·太易·庚乙》）。天有四时阴阳，寒暑往来，昼夜交替，年有十二月，日有十二时，在人体内形成相应变化的营卫循环和气血流动，正如《素问·阴阳应象大论》所言"天有四时五行，以生长收藏，以生寒暑燥湿风；人有五脏化五气，以生喜怒思忧恐"。地有四面八方，东升西降，南热北凉，人体内也有相应的脏腑偏胜筋骨强弱，正如"夫医之治病也，一病而治各不同，皆可愈也。其南北风土之异，干湿饮食之不同也"（语出《太乙版黄帝内经·太易·庚乙》）。人体生理以脏腑经脉为运化基础，而脏腑和经脉的运化规律与天地时空的变化相应，形成人体的生命节律，以时间和空间的变化为媒介，人与天地在无形运化层面上形成一个整体，在有形结构上也有天人合一的一一对应。正如《灵枢·邪客》所言："天圆地方，人头圆足方以应之。天有日月，人有两目；地有九州，人有九窍；天有风雨，人有喜怒；天有雷电，人有声音；天有四时，人有四肢；天有五音，人有五脏；天有六律，人有六腑；天有冬夏，人有寒热；天有十日，人有手十指；辰有十二，人有足十指、茎、垂以应之；女子不足二节，以抱人形；天有阴阳，人有夫妻；岁有三百六十五日，人有三百六十五节；地有高山，人有肩膝；地有深谷，人有腋腘；地有十二经水，人有十二经脉；地有泉脉，人有卫气；地有草蓂，人有毫毛；天有昼夜，人有卧起；天有列星，人有牙齿；地有小山，人有小节；地有山石，人有高骨；地有林木，人有募筋；地有聚邑，人有䐃肉；岁有十二月，人有十二节；地有四时不生草，人有无子。此人与天地相应者也。"

在天地造物的环境基础之上，人在天地环境中聚居形成社会，人类是群居动物，除了少数追求修仙成道的隐士，绝大多数人是生活在群居社会当中的，因此我们不可避免地要和其他个人产生联系。从上来说有父母长辈，从下来说有儿女子孙，从中来说有妻戚朋友，这是人在一生中不可避免的家庭关系；从大来说有国家民族，从小来说有公司单位，这是人在生活中不可避免的社会关系，个人和家庭是构成这个国家社会的基本单位，这是个人与社会形成的有机整体。人生活在社会整体中，必然与社会中的其他个人产生交集，不可避免地会产生七情六欲的情志变化，从而对身体健康产生影响。中医学将人的情志活动分为五类认识，分别与人的五脏相应，肝在志为怒，怒多伤肝，心在志为喜，喜多伤心，脾在志为思，思多伤脾，肺在志为忧，忧多伤肺，肾在志为恐，恐多伤肾，而一切情志活动统归于心。正如《灵枢·口问》云："心者，五脏六腑之大主也，精神之所舍也……故悲哀愁忧则心动，心动则五脏六腑皆摇。"

五、生理结构，运化一体

《灵枢·天年》说："血气已和，营卫已通，五脏已成，神气舍心，魂魄毕俱，乃成为人。"人的生命结构本身就是一个整体，气血、营卫、脏腑、魂魄都是构成整体的局部，生命结构的整体性通过"神气舍心"建立起来。中医学从有形和无形两方面认识人体，血气已和，营卫已通，五脏已成，这代表作为有形结构的五脏六腑俱全。在有形结构的基础上，神气舍心，魂魄毕俱，无形的神明表现出来，生命结构才会完整，正所谓形与神俱，而尽终其天年。生命中的有形结构如同房子，房子建好了，人才能住进去，因此老子强调有无相生："凿户牖以为室，当其无，有室之用。故有之以为利，无之以为用。"所谓神去离形谓之死，神气舍心的前提是神气舍形，人体内脏腑各有其形，各具其神，正如《黄庭经》所言，"至道不烦诀存真，泥丸百节皆有神""心神丹元字守灵，肺神皓华字虚成，肝神龙烟字含明，翳郁导烟主浊清，肾神玄冥字育婴，脾神常在字魂停，胆神龙曜字威明"。脏腑形神兼备，代表脏腑的结构和功能相统一，有形的脏腑结构是一个整体，无形的神明表现必然相统一，这就是心的意义，代表生命结构的整体观认识。

　　心和神的代表意义是不一样的，受人主观意识所控制的叫心，不以人主观意识为转移的叫神，换句话说，意识可控的叫心，意识不可控的叫神。看见美食产生食欲，看见美女产生情欲，在意识催动下做出的一些行为便属于心，因此孔子说"食、色，性也"，这是人最基本的两个欲望，"性"就是人生下来就有的心，人生命中的七情六欲，属于意识的反映，都是心之所感。在手指接触热水时，意识中还没有感觉到烫，手已经本能地回缩；飞蛾扑面而来，人本能地闭上眼睛，不经过意识控制，直接根据外界环境变化做出的反应属于神。因而我们常说脏腑有神，而不是脏腑有心。人体生理中的心率、体温、血压等脏腑运化及应激反应，不需要意识思维的参与，一样在运作，都是神之所见。同样的道理，在自然宇宙中凡是不能被人为意识所控制的东西，在古人的认识中都称为神，比如昼夜交替，寒暑相侵，季风流动，洋流去来，风雨雷电，水火山泽，一切不受意识改变的自然现象都有其神灵所主，这也成为民间朴素神仙信仰的由来。人的生命结构也是如此，各脏腑神明在心神作用的统一指挥下协调运转，这便是神气舍心的意义，正所谓"六腑五脏神体精，皆在心内运天经"。

　　设想一下，如果我们生命中的各脏腑神明不受控制，各自为政，那这个身体还是我们自己的吗？比如我们要出门了，需要眼观六路、耳听八方、上下肢同时协调配合迈步，才能完成。要出门是主观上的思想启动，思想指挥控制着手脚耳目的配合完成动作，这是心对神的控制，也就是整体和局部的关系。但如果思维上的心与身体上的神不协调，就会出现想动动不了的尴尬局面，想走路，腿动不了，想吃饭，手动不了。这就如同大清亡国了，国家的心没有了，地方政府各自为政，军阀混战。在外敌入侵的情况下，新的中央政府指挥不动地方政府武装，就不可能做到齐心合力抵抗外侮，这时首要任务是做到国家实质统一——神气舍心。因此生命只有神气舍形是不够的，神气舍形之后还要神气舍心，建立统一有效的管理机制，正如《素问》所言"心者，君主之官，神明出焉"，"心为五脏六腑之主"。在《西游记》中，孙悟空师父菩提老祖的道场在"灵台方寸山，斜月三星洞"，灵台指的就是古代的天文台，是人与天地相应而天人合一的沟通媒介。在《内经图》里有郁罗灵台，居于泥丸宫中，主要能让人体感受到天地时空的变化，与神明意义相同。而在人体的督脉上有一灵台穴，在神道穴之下，是通神之所在，灵台方寸指的就是神明之所，而斜月三星写出来就是"心"字，这句话的意义就是心神合一。心的意义不仅仅在于法治社会中强制大家去遵守的法律，心的意义更像是德治社会中的个人自觉，一种自发形成的整体状态，也就是老子说的"无为而治"的状态。我们平时在意识之中感受不到心跳、呼吸等脏腑运化，感觉不到气血营卫的周流循环，但是它们却能自发组织，协调工作，配合得很完美，正如心肺功能的整体运化通过呼吸和心率协调表现。《素问·平人气象论》说"人一呼，脉再动，一吸脉再动，呼吸定息，脉五动，闰以太息，命曰平人。"不是因为哪本医经规定人体的呼吸与心率必须协调，身体内的脏腑运化才进行的，而是因为脏腑运化在相生相克的过程中，彼此之间形成了一种协调性，保持呼吸定息脉五动的节律。呼吸和心律的协调关系如同大人带着小孩子走路，大人走一步，小孩可能需要走两步，不是人为规定大人走一步小孩必须要走几步，而是在走路过程中两个人相互调整，找到的彼此协调的节奏。生命系统中的整体协调性就是这么形成的，是一种润物细无声的自发状态，当我们感觉到它们的存在，强制协调统一时，说明生命系统的整体协调性已经被破坏了，疾病已经发生了。

六、天地造物，不偏不倚

生命存在的基础是宇宙时空的运转，因此生理系统的整体模式与宇宙时空的运转模式如出一辙，大到宇宙星球的运转，小到细胞原子结构，世间万物都是处在无休止的运动过程当中的。有序的运动维持了宇宙整体的稳定，比如地球的自转产生向心力维持自身存在，让地球成为一个独立整体，这种向心力同时也成为月球对地球公转的基础，形成了稳定持久的地月行星公转系统。与此同时，地球与其他的行星一起围绕太阳公转，虽然各行其道，但彼此之间协调统一，构成了更大等级上的地日恒星公转系统。这种自转与公转关系在大而无外、小而无内的巨细两个方向上同时延伸，形成了环环相扣如大小齿轮一般配合的宇宙结构，保证了宇宙整体的稳定性。人体的生理结构以细胞为最小的生命单位，而每个细胞都是由不同细胞器统一运动形成的整体。生理结构以细胞为基础，经过系统等级的不断升华，形成更大等级上的整体结构，如同宇宙系统的不断升华一样，细胞构成组织，组织构成器官，器官构成系统，系统之间互相协调，最后构成整体统一的人体生理，而生理系统整体性的维持，依靠的就是系统内部结构的有机平衡，相生相克。

有时候不禁会感叹上天造物的伟大，不偏不倚，我们的世界刚好变成了眼前的样子，一切都是刚刚好，比如我们和老鼠的基因相似度非常高，可毫厘之差，让我们在形态上产生天壤之别。不偏不倚，我们的基因造就了一个健全的生命，有些时候在基因的微末之间，可能就决定了一生的不幸。美国科学家提出了"蝴蝶效应"的理论，主要内容为一个整体系统中初始条件下微小的变化，能带动整个系统长期巨大的连锁反应，最常见的阐述为："一只南美洲亚马孙河流域热带雨林中的蝴蝶，偶尔扇动几下翅膀，可以在两周以后引起美国得克萨斯州的一场龙卷风。"这就是古人说的"失之毫厘，差之千里"。在物理学上也有相同的现象，初始阶段相差微末的两个电波频率，经过一段时间的传播之后，它们的表现会千差万别。因此我们要感谢开天辟地之初没有偏差分毫，才造就现在的大千世界；感谢日月星辰的运转没有分毫偏差，才创造了现在的生存环境；同样感谢生命的形成没有丝毫偏差，才让我们有了健全的生命。冥冥之中，似乎有一只手，在维持着宇宙命运天平的平衡，让世界平凡无奇又独一无二。

大千世界的一切变化都如同设定好的程序一般，按照自己的规律运转着，正如《中庸》所谓"致中和，天地位焉，万物育焉"。因为宇宙造物中和不偏的特点，才有了天行有常、地运有序的设定，天覆地载，寒来暑往，月盈月亏，日升日落，生活在天地间的万物也如同设定好的程序一般。天地有序，万物并育，鸟飞，鱼游，虫蠕，兽走，上天没有偏爱谁，也没有抛弃谁，一切众生都按照自己的生存方式经历着生命过程，而让这一切存在的基础就是平衡。想象一下，我们的地球甚至整个宇宙都存在于虚空之中，正如空中飘浮的气球一般，没有上下内外的平衡，这个气球是不是会坠落或是飞走呢？因此冥冥之中一定有一股力量控制着整个世界的平衡稳定，不偏不倚，刚刚好。世界因为运动而变成了一个整体，而这个整体又因为系统平衡而处于稳定状态，就如同蝴蝶效应一般，牵一发而动全身。

既然是平衡，那么在整体系统中一定存在双向或者更多方向的运化调节，而这种调节，代表太极整体前提下的阴阳关系，因此所有具有阴阳属性的事物，一定是处在动态平衡中的。寒来暑往，一年四季以寒暑为阴阳，寒暑变化是处于动态平衡中的稳定；昼夜交替，一日之中以昼夜为阴阳，昼夜变化也是处于动态平衡中的稳定。植物以地上枝干和地下根茎分阴阳，这是植物自身结构中的升降平衡，而因为每个植物所处的生存环境不同，为了与环境相适应，植物会对自身的平衡进行调整，用以维持与生存环境的平衡，最后表现出的特点就是药性所在。所以说，本草药性也是基于这种平衡理论，是植物自身与生存环境相平衡的结果，生于湿地者必能利水，生于高山者必能祛风，生于寒地者必能通阳，生于旱地者必能养津。以水生植物为例分析，像芦苇、茅根、蒲草等挺水植物，扎根在水中，为了不被淹死，只能拼命地向上生长，因此这些植物的形态大多亭亭玉立，另外中空的结构可以更有效地利用空气。最重要的一点，因为这些植物生活在水湿环境中，必须要有强大的运化水湿能力才能生存下来，植物自身强大的运化水湿能力与其生存的水湿环境达到一种平衡，维持自身的平衡稳定。长此以往，植物运化水湿的功能存在于基因中，代代流传，成为其独一无二的特殊技能。这种能力相对于植物自身来说是平衡的，但是相对于人体来说就是不平衡的，这种不平衡作用到人体上就是药性，可以调整人体病理中的失衡。当然植物与环境之间的平衡能力是有限度的，也就是说动态平衡是有范围的，超过了范围，植物同样不能生存。动物对生存环境同样有选择性，有的昆虫如土鳖虫、蝎子喜欢潮湿阴冷的环境，但是如果在雨后水湿过量的时候，他们也会避开水湿的环境，进入相对干燥一些的环境中透气。因此动植物与环境的动态平衡都有各自的固定范围，也就是说生物都有各自生存环境的阈值。当环境因素超过或者不及阈值时，生物就没法生存。生存阈值表现出来就是生物的天性，也是中药材追求道地的原因。

七、平衡之道，生克制化

平衡是一切事物存在的基础，而平衡则是通过事物内部之间的互相制约来实现的。庄子在《逍遥游》篇中讲，鹏飞万里，因风之负；舟行万里，因水之积；列子御风而行，乘天地之正，御六气之变以游无穷，也是秉承着天地大环境的。由此可以看出世间是没有绝对自由的，所谓的无极状态是不存在的，任何事物的存在都有前提条件的限制。设想一下，如果有无限制的存在，比如生命无限制生长而没有死亡，比如四季无寒热轮转一成不变，这都是很可怕的事情。如果一个人无所管制，无所畏惧，那么他在社会上就能做出任何事情，所谓无知者无畏，无畏才是最可怕的。在传统文化的教育中，人生下来就要有敬畏之心，人的行为不自觉地就会受到约束，以此规范人伦，社会才能稳定，这是德治社会的核心价值。德治对人的行为规范是一种无形约束，德治管不了的才用法治，法治是德治的补充，法律对人的行为规范是一种有形的约束。

《素问·六微旨大论》说："亢则害，承乃制，制则生化。"任何事物都受到自身发生发展规律的制约，没有规矩，不成方圆。比如生物链中就藏着一种制约关系，狼吃羊，羊吃草，草的数量决定羊的数量，羊的数量决定狼的数量。而所有的制约关系都是双向的，羊的数量制约狼的数量，这是一种正向的制约关系，反过来狼对羊的捕食也制约着羊的数量，这是一种反向制约。假如某一个时段，羊的生育力特别旺盛，数量快速增加，在这个平衡系统中羊群就处于相对过亢的状态，羊群增加会让草的数量反向减少，同时会让狼群正向增加，这两者会同时制约羊群数量，令羊群减少，最后整个系统重新恢复平衡。关于这种通过互相制约而达到平衡稳定的思想，我们还可以参考中国象棋中的棋子设定来理解，象棋中没有绝对的等级，每个棋子都是平等的，都有自己的特点，但是都会受到制约，比如车虽然跑得快，但是不能拐弯走；马虽然能拐弯走日字，但是速度不快，而且容易被别马腿；相能拐弯走田字，速度比马快，但是不能过河；小卒能过河，但是只能前进不能后退，一次只走一步；还有炮只能隔山打牛，士只能在大本营斜行，每个棋子都有独特的特点。正所谓尺有所短，寸有所长，每个棋子独特的特点决定了它们不同的作用，有的擅长远攻，有的擅长近打，有的防守，有的护卫，彼此之间制约平衡，又协调统一，形成整体，就如同一支军队中有特种兵，有侦察兵，有技术兵，还有后勤兵，互相协调，整体共生。这种设定反映的是以制约维持平衡、以平衡建立整体的传统思想，在现实社会中普遍存在。

这种制约关系如同五行之间的生克关系一样，克是制约，生也是制约，五行系统通过这种生克关系维持整体的平衡稳定。木火土金水五行都有各自的属性，木性生发，火性发散，金性肃降，水性潜藏，土性稳重，五行之间生克制化以求平衡，维持整体稳定。比如木性生发，生发有源，如树有根，木性的生发靠水性的滋养，故而木赖水生，当水性不足时必然会导致木性生发不足，这是一种相生制约；而木性生发同时要接受金性肃杀作用的制约，这是相克制约；木性的生发在水性滋养和金性肃杀的相生相克双重作用下达到平衡，防止出现太过与不及的状态。其他五行也是这样，在这种生克关系中维持整体的平衡稳定，最后统归于土性稳重如泰山。在整个五行一体的一气周流过程中，每一行都是整个流转过程中的一个环节，代表了一气周流在当下时空环境下的状态。每一行的太过与不及都会影响整个五行系统流转的稳定性。比如一年四季春夏秋冬是一个整体的五行流转系统，春气生发是系统流转中的一个环节，生发之气以冬时封藏之气为基础，春时生发的太过与不及，都会影响夏时发散之气的流转环节，从而对整体流转的稳定性造成伤害，这就是《素问》讲得四时调神的意义。春气养生之道，逆之伤肝，夏为寒变，奉长者少。同样逆夏则秋生疟病，奉收者少；逆秋则冬生飧泄，奉藏者少；逆冬则春生痿厥，奉生者少。所谓逆就是打破了春夏秋冬当时时空环境下的气机平衡，变得太过不及，病理就发生了，因此《素问·生气通天论》说"冬伤于寒，春必病温"。在五行整体流转的过程中，当某一方面太过的时候，就应当适当制约一下，当某一方面不及的时候，就要适当促进一下，比如春天生发太过，要适当地用酸味收一下，春天生发不够，适当地用辛味增强一下。正如《辅行诀》记载的"陶云：肝德在散。故经云：以辛补之，以酸泻之"。在《黄帝内经》四时与五味的对应关系中，两者的属性是相反的，春天木性是一种生发之气，但是与春天对应的味为酸，秋天金性是一种肃敛之气，但是与秋天对应的味为辛。夏天对应苦味与冬天对应咸味，同样是属性相反，这也是通过制约来保证系统平衡。

维持一个整体平衡的内部双方面或者多方面势力，一定会处在此消彼长的变化过程当中，就如同一日中昼夜长短的变化，一月当中月相的圆缺变化，以及一年当中寒暑的变化。消长变化的规律就是所谓的运，我们经常讲的走运、好运、时来运转的运，当然运也是相对的，分为大运与小运。运势就像我们上下坡走路一样，走运就是告诉我们做事要符合事物本身的消长变化规律，这样就会得到天时地利的相助，事半功倍。

从生理中的精神、魂魄、脏腑、经络、皮肉筋骨，营卫、气血，再到病理中的燥湿、寒热、虚实、上下、内外等方面，中医学对于平衡理念的追求贯穿始终。以生理言之，即"阴平阳秘，精神乃治"；

以病理言之，即"谨察阴阳之所在而调之，以平为期"。生命中的平衡观是阴阳五行理念的核心，也是天人合一生命科学的基石。

《易经》讲"易有太极，是生两仪"，易思想的核心就是运动观，易者一日一月，日月轮转无时无刻不处于运动当中。太极思想的核心就是一个整体观，基于规律性的运动而建立起一个有机的整体系统，天人合一，环环相扣，牵一发而动全身。至于两仪阴阳及五行思想的核心就是平衡观，消长转化相生相克以达到一种平衡稳定的状态，以平为期。

第2章 河图洛书藏奥秘，三维立体双螺旋

一、河图洛书与双螺旋结构

河图与洛书是上古华夏文明流传下来的"天书"，历史起源比伏羲氏的八卦还要久远，一直以来都被认为是中华文明的开端。无论是太极、八卦、周易、遁甲、星象、命理、堪舆等这些玄之又玄的神秘学，还是天文、地理、哲学、医学、政治学、军事学、伦理学、美学、文学等科学，其原理皆可溯源至此。

相传在上古伏羲时代，黄河洛阳段中浮出龙马，马背神图，献给伏羲，伏羲依此而演成八卦，来阐释天地间的道理，后为《周易》的来源，此图因出于黄河，故称"河图"。大禹时代，洛阳洛河中浮出神龟，背驮神书，献给大禹。大禹依此治水成功，又根据洛书的道理划分天下为九州，定九章大法，治理社会，流传下来收入《尚书·洪范》章，此书

因出于洛水，故称"洛书"。因此《易传·系辞上》说："河出图，洛出书，圣人则之。"

河图洛书虽然应用广泛，奥义甚深，然而内容却异常简单。《尚书大传·五行传》记载河图"天一生水，地二生火，天三生木，地四生金。地六成水，天七成火，地八成木，天九成金，天五生土"。

《易传·系辞》："洛书盖取龟象，故其数戴九履一，左三右七，二四为肩，六八为足，五居其中。"

河图洛书（图2-1）阐释天地大道，自古以来对于河图洛书的研究众多，或从数解，如五行之数、

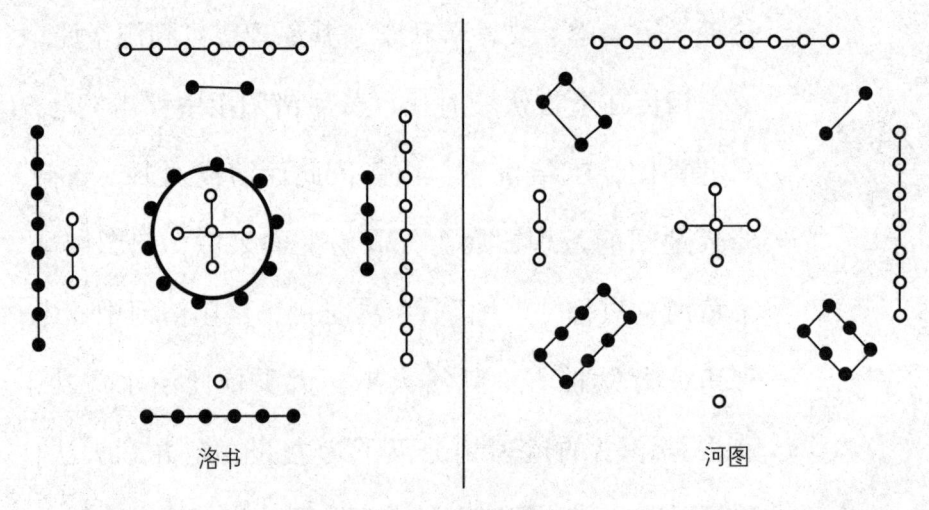

洛书　　　　　河图

图 2-1　河图洛书

第 2 章　河图洛书藏奥秘，三维立体双螺旋

大衍之数、天地交合之数，又或者横竖斜加相合均为十五等；或从天文地理解，五行九星、二十八宿、四时八方等；或从图解，阴阳、五行、八卦、天干、地支……大多数时候，我们都把河图和洛书分开认识，单独分析，这样很容易以偏概全，认不清事情的本质。研究河图洛书，要将两者结合成一体认识，河图和洛书通过数理阴阳的表达，描绘出一个三维立体的动态双螺旋结构，河图与洛书分别是双螺旋结构的正视图和侧视图。

在自然界中，双螺旋结构处处可见。在生物学中，何首乌、牵牛花等藤类植物的生长过程中存在螺旋现象，蜗牛、海螺等动物或其他微生物的结构中存在螺旋现象；天文学上，地球、月球等天体的运行呈现周而复始的特点，是一种螺旋结构的表达；物理学中，龙卷风以及电磁感应有涡流现象，也是双螺旋结构的表达，这种结构方式在自然界中不胜枚举。1953年 2 月，德国科学家沃森和克里克提出了 DNA 的反向双螺旋结构（图 2-2），而且分析得出了螺旋参数，在此之前，早有科学家发现了蛋白质的 α 螺旋性。由此可见，小到分子结构、大到天地物理中处处可见的

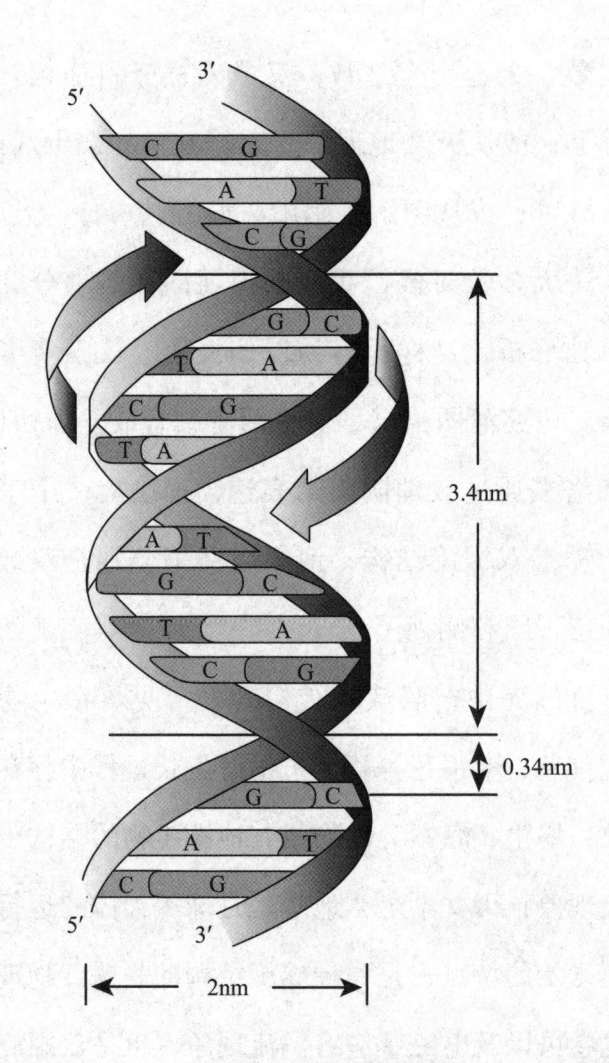

图 2-2　DNA 双螺旋结构

自然现象中都有双螺旋结构存在。双螺旋结构是经过现代科学公认的世间宇宙的基本模型，所以河图洛书对宇宙生命本源的溯源，才是其伟大所在。无文无字，无形无象，跨越种族和语言的隔阂，以人类最基本的数理认识来阐述宇宙至高无上的大道，可见其代表的古人智慧足以震古烁今，那么河图与洛书是如何表达出双螺旋结构的呢？

二、正视角度的河图

河图中天地之数共有十个，以应天之十干、人之十指，其中1、2、3、4、5为生数，6、7、8、9、10（0）为成数，数理中以生成关系分阴阳。十个数字依据生成关系两两相合，如同DNA双螺旋结构中的碱基配对，又如同化学物质中的阴阳离子结合。生成关系有序排列，生数在内，成数靠外，如同植物的叶片，成熟的靠外，新生的在内，构成河图的形象。其中一六相合为水，三八相合成木，二七相合为火，四九相合为金，五十相合为土，相减均为五，象以五行为基。土居正中，木火金水分列四象，河图的结构与土枢四象的五行结构模型同源（图2-3）。

数理中以奇偶分阴阳以象天地，天生奇数为阳，1、3、5、7、9，地生偶数为阴，2、4、6、

8、0。在河图中把阳数和阴数分别按照由小到大的顺序连接起来，即形成 1→3→5→7→9 和 2→4→6→8→0 阴阳两条链，这两条链阴阳相合形成一个顺时针旋转的双螺旋结构，这是我们认识河图洛书双螺旋结构的基础。这种形象与蛋白质结构中的 α 螺旋表达相同，同时也是太极图中阴阳鱼

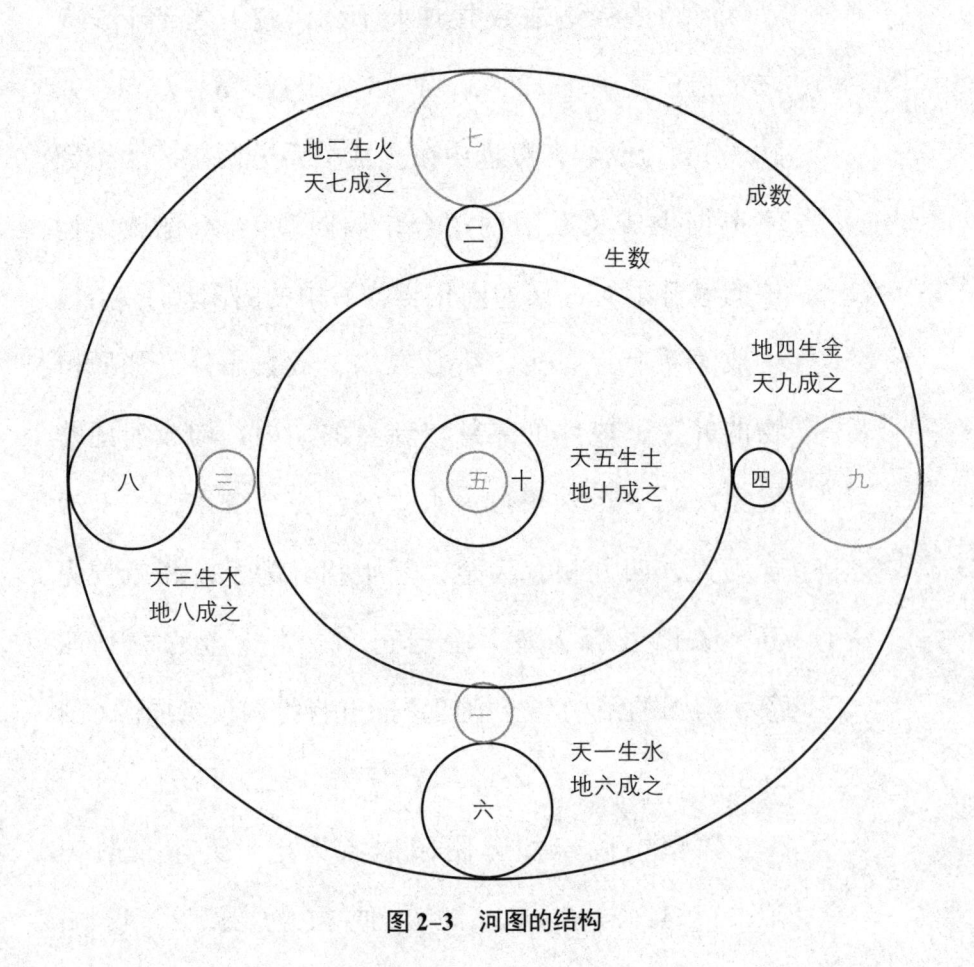

图 2-3 河图的结构

第 2 章　河图洛书藏奥秘，三维立体双螺旋

的顺时针旋转方（图 2-4）。

在河图中，五与十（0）同宗，位居河图正中，代表着双螺旋中一个环节的结束，同时又是下一个环节的开始。因此不论阴链还是阳链，在前进过程中都要时常回到正中，这就让阴阳两条链产生螺旋性。正因为双螺旋的扭转作用，导致阴之生数在内

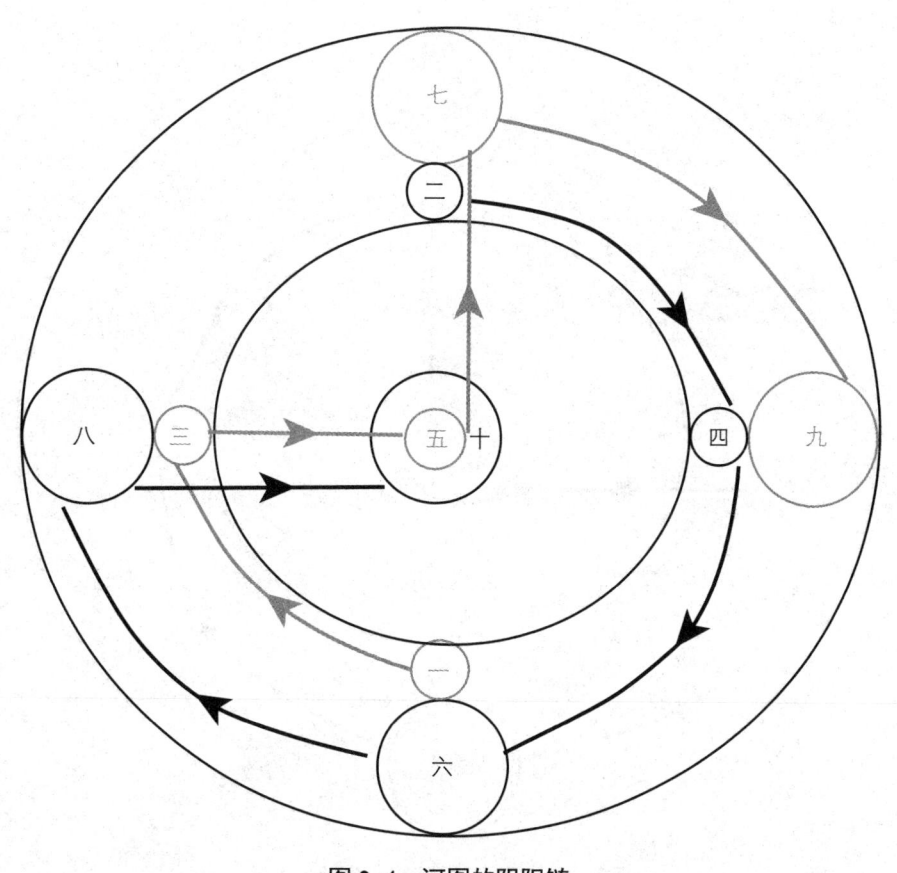

图 2-4　河图的阴阳链

时，阳之成数在外，阳之生数在内时，阴之成数在外，阴阳互根，互为体用。《三十六计》说："阴在阳之内，不在阳之对。"五与十（0）位居正中，同时也指出了河图所表达的双螺旋的方向性，因为阴阳两条链在不断延伸中构成的双螺旋结构，方向是垂直于纸面深入向前的（图2-5）。这正是双螺旋中

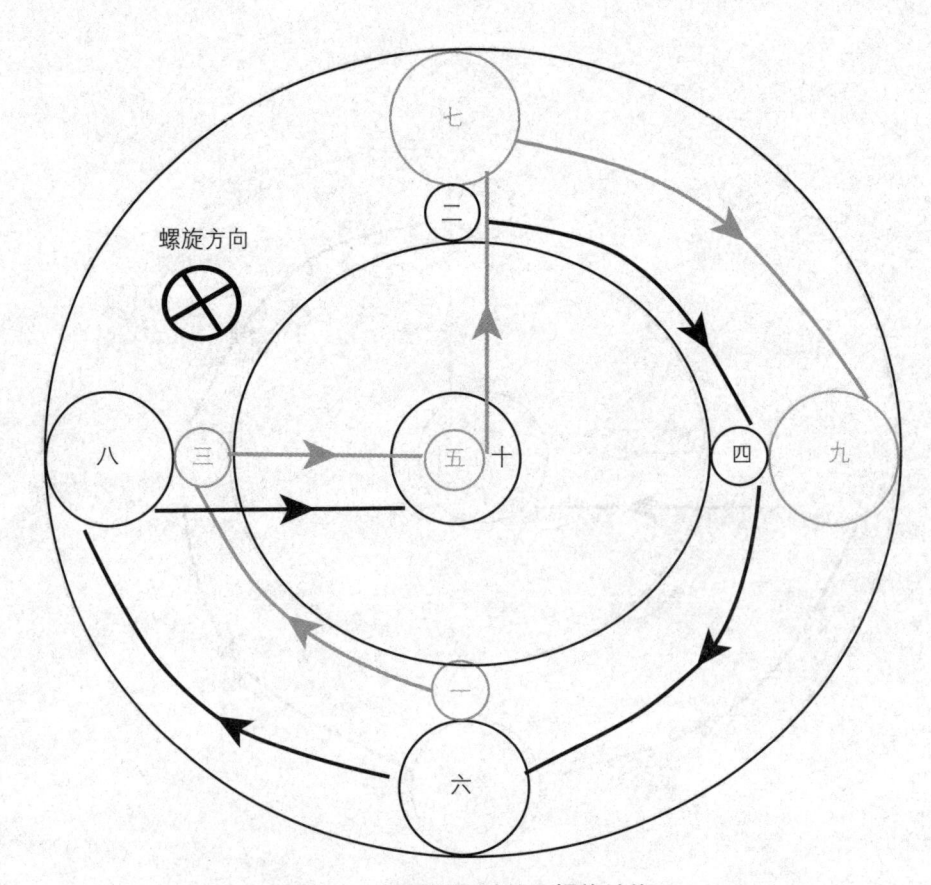

图2-5 河图阴阳链的双螺旋结构

河图的正视图之理。

三、侧视角度的洛书

依据同样的思想，我们把洛书中的数理关系也按照阴阳大小的顺序排列起来，不难看出洛书是双螺旋结构的侧面观，其中 1→3→5→7→9 为双螺旋的阳链，方向是朝向右上方前进的，2→4→6→8 为双螺旋的阴链，方向是朝向左下方前进的，正所谓阳进阴退（图2-6）。

与河图一样，洛书中五或十（0）的位置同样在中宫上，两者的代表意义是相同的，就是双螺旋结构的翻转作用，但是两者表达方式是不同的。河图是双螺旋的正视图，五与十（0）代表的是双螺旋的中心轴，也就是双螺旋的前进方向，是垂直于纸平面向内的（图2-5）。而洛书是双螺旋的侧视图，把五或十（0）放到洛书的中心，也是代表双螺旋的方向。在这个视角下，螺旋方向不再垂直于纸平面向内，而是朝向左下和右上，贯穿在双螺旋的阴阳两条链之间，与之方向相同，就好比在一个弹簧中间

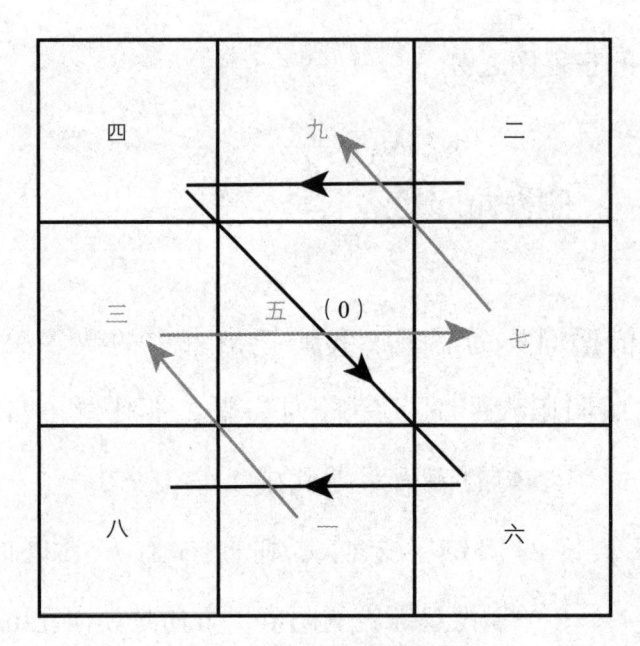

图 2-6 洛书的双螺旋结构

插上一根小竹条（图 2-7 中 A 线）。

如果将五和十（0）填充到洛书的中心，那么双螺旋中阴阳两条链的前进方向就不是相反的，而是相同的。因为数理中以生成分阴阳，两两相对，当阳链按照 1→3→5→7→9 的方向前进时，阴链的前进要从 6 开始，6→8→0→2→4，这样才能满足阴阳双链的同步性。阴阳双链的前进方向与螺旋方向相同，同时朝向右上方（图 2-8）。这是洛书的双螺旋的侧视之理。实际上在河图中，阴阳双链的前进也是同步的，当阳链从 1 开始时，阴链相应

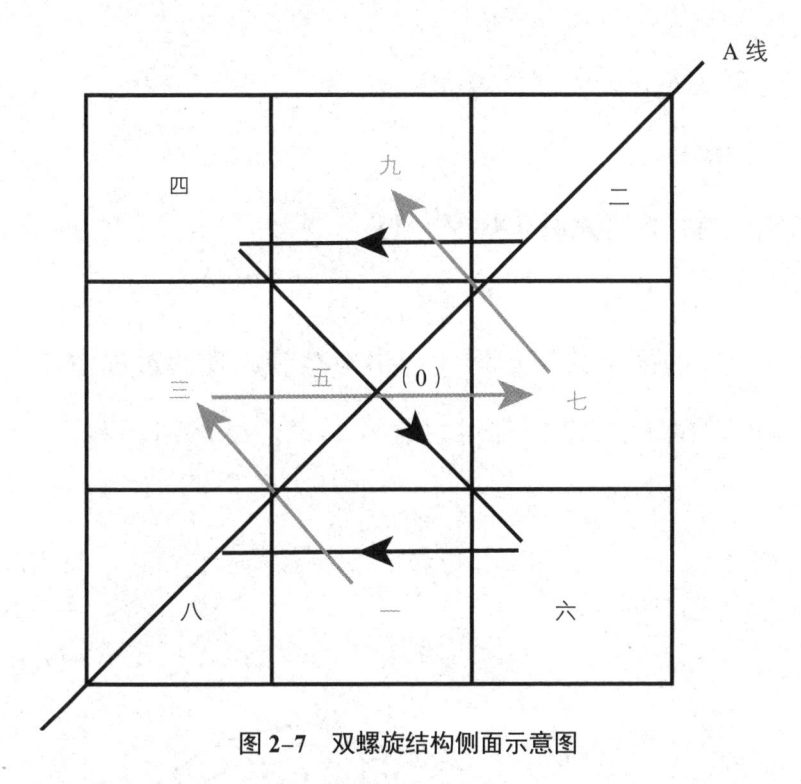

第 2 章　河图洛书藏奥秘，三维立体双螺旋

图 2-7　双螺旋结构侧面示意图

图 2-8　阴阳双链前进方向示意图

047

地要从 6 开始（图 2-9）。

四、河洛的同步统一性

在前面单独演示河图与洛书螺旋原理的过程中，两者的双螺旋结构都可以自圆其说。既然河图和洛

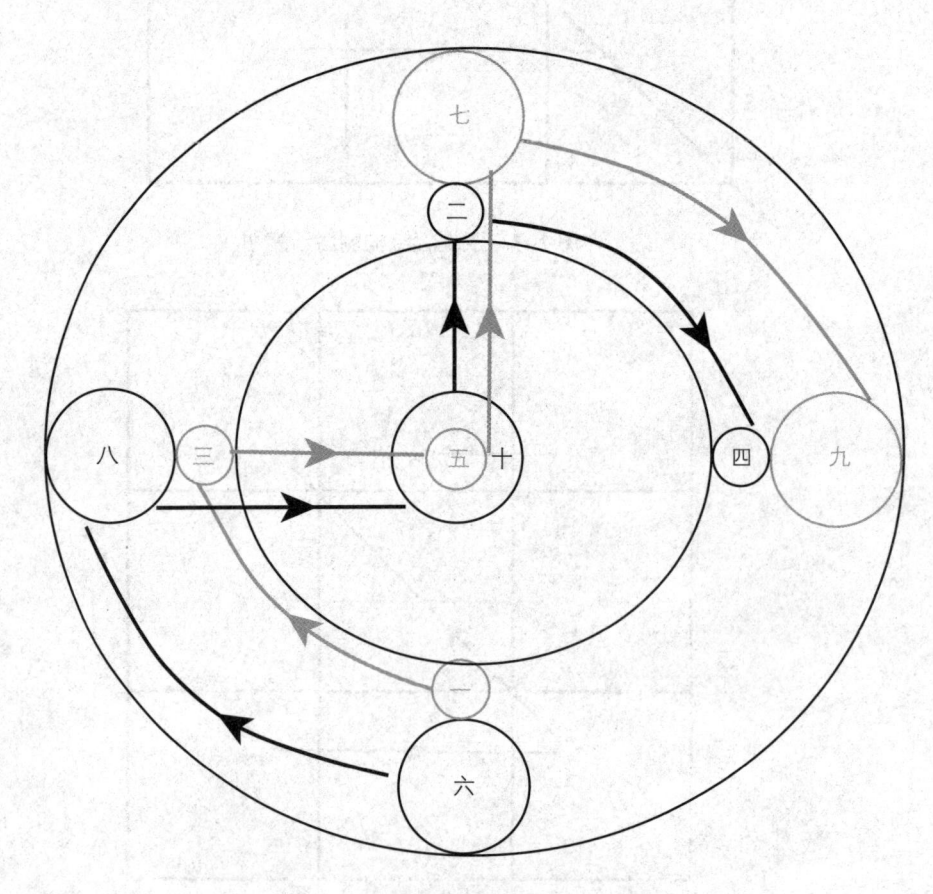

图 2-9　阴阳双链同步前进示意图

书分别是双螺旋的正视图和侧视图，那么两者之间应该存在一种同步性。在河图的结构中（图2-3）我们可以找到生数和成数阴阳相合的规律，即6（1）8（3）7（2）9（4），在洛书中我们同样也能找到相同的阴阳相合规律（图2-10），这是我们认识河图与洛书双螺旋同步性的基础。

通过对比图2-3和图2-10可以发现，河图与洛书中四组数字的排列位置是有问题的。如果我们以顺时针的角度看，河图中四组数据的排列位置为1

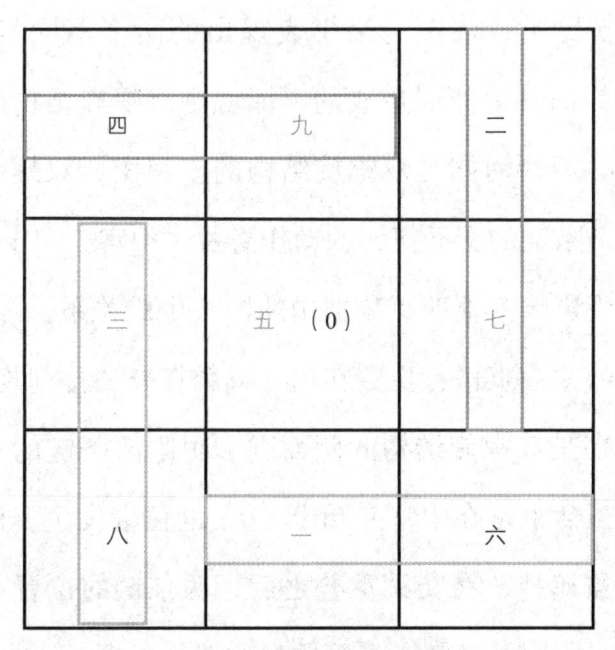

图2-10　洛书阴阳相合示意图

（6）→3（8）→2（7）→4（9），但如果用同样的角度来看洛书，这四组数字的排列顺序变成了1（6）→3（8）→9（4）→7（2），这是河图和洛书的不同之一。再者，以生成关系而言，河图中生数在内，成数在外，四组数字中呈现同样的生成排列规律，是毋庸置疑的。但是在洛书中，四组数字的生成排列规律并不相同，呈现一定的对称性，3→8、1→6生成的顺序为逆时针的，而4→9、2→7生成的顺序是顺时针的，以图2-11中的B线为轴呈现镜面对称，这是河图与洛书的不同之二。

实际上，河图与洛书表现出的两个不同特点，是因为同一个原因造成的，那就是双螺旋结构的螺旋性。因为河图是双螺旋结构的正视图，双螺旋中阴阳两条链的交叉扭转的动作隐藏在中宫五和十（0）中，不影响其他四组数据中的内外生成关系，因此，四组数据一直保持生数在内，成数在外的排列规律。而洛书是双螺旋结构的侧面图，阴阳两条链的交叉扭转虽然也是在中宫五和十（0）的位置发生，但是没有被遮挡，在交叉重叠之后，两条链的位置就要互换。阴阳两条链交叉重叠的位置就是图2-11中的

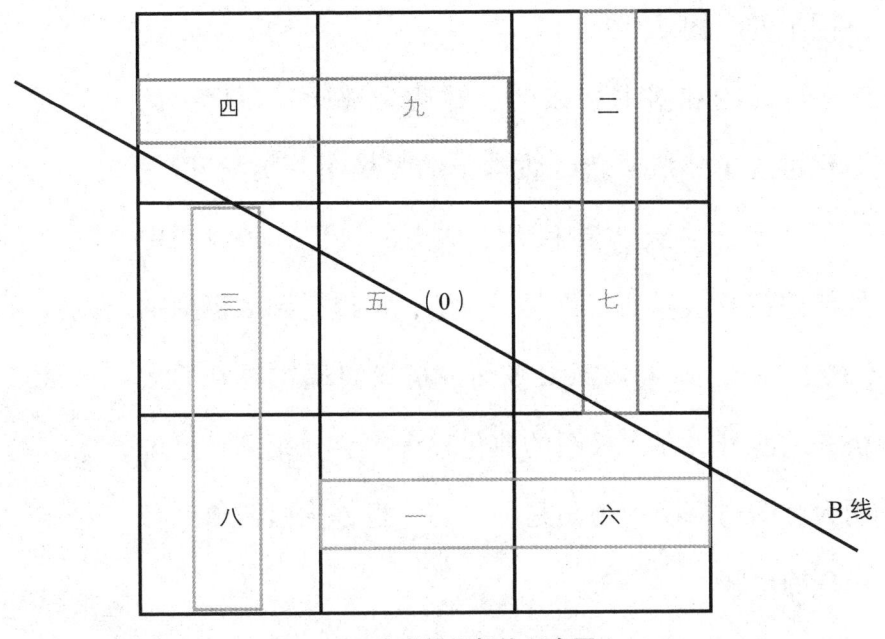

第 2 章 河图洛书藏奥秘，三维立体双螺旋

图 2-11 洛书排列规律示意图

B 线，所以洛书在 B 线之前的部分与河图的排列方式相同，都是 1（6）→3（8），而经过 B 线中点的交叉重叠以后，两条链位置发生互换，外象上就表现出了 9（4）→7（2）。从双螺旋结构的连续性上来说，河图与洛书中阴阳两条链的走向没有任何区别，都是 1（6）→3（8），交叉翻转，然后是 2（7）→4（9）。双螺旋是三维立体结构，而河图和洛书是二维平面表达，对三维双螺旋结构的观察角度不同，在二维平面上的图像也就不同，但是两者在表达上

是同步的（图 2-12）。

以河图和洛书构成的双螺旋为基础，在后续的演化过程中形成了传统哲学中的太极图、阴阳五行、先天八卦、后天八卦和天干地支的认识。将河图中的数理关系以阴阳变化图理演示，可以得到太极河图（图 2-13），即来知德太极图，是我们现在看到的太极图的前身，在太极图的演化过程中会介绍到，这说明太极图与河图的视角是相同的，也是土枢四象五行原理的由来。

如果将河图洛书中的数理关系用阴阳爻象表示，那就衍生出了先天八卦和后天八卦，先天八卦的卦序为"乾一兑二离三震四，巽五坎六艮七坤八"，与洛书的螺旋顺序是相同的，所以先天八卦的卦序来自洛书，表达的是双螺旋的侧视图。而后天八卦"乾

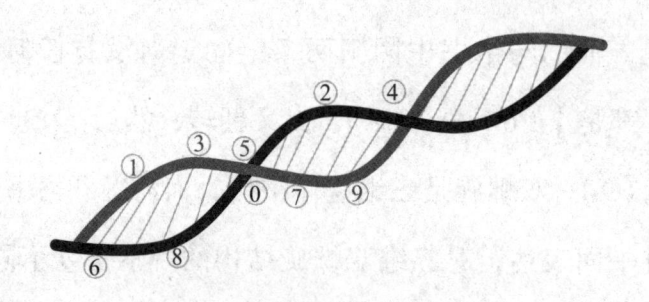

图 2-12 三维双螺旋结构示意图

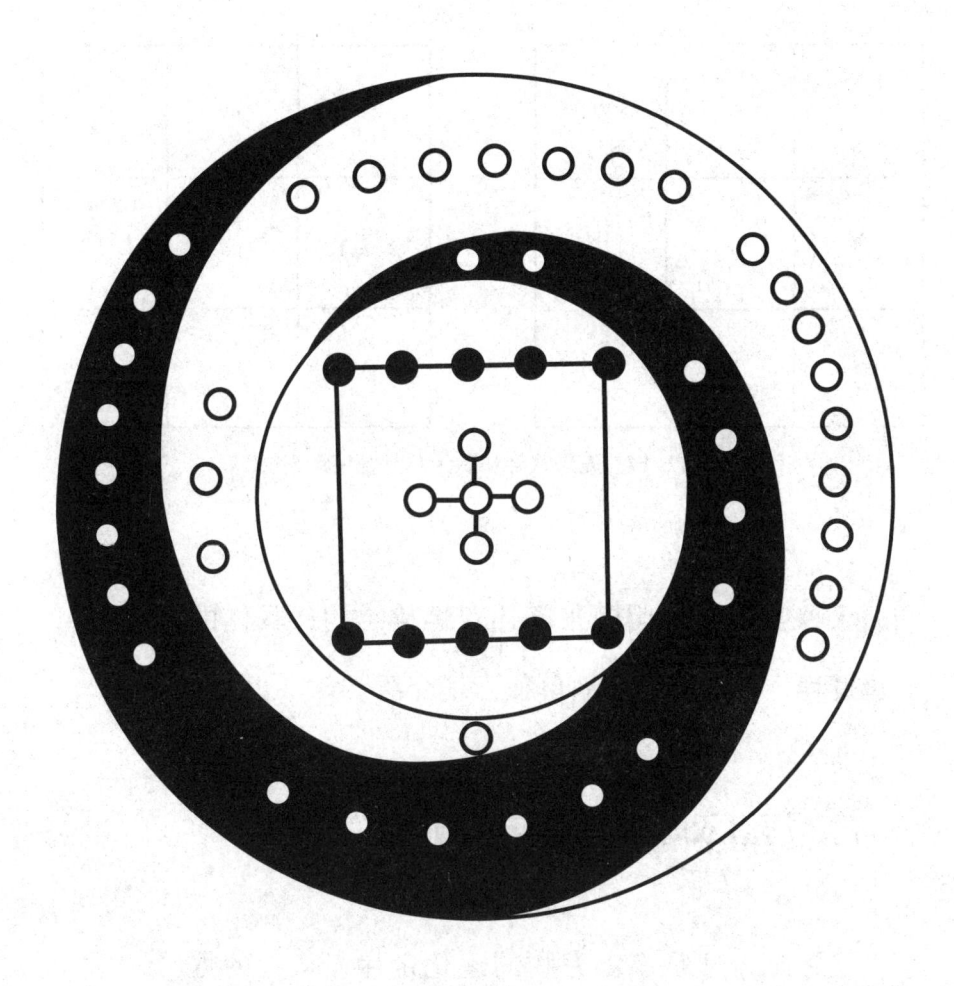

第 2 章 河图洛书藏奥秘，三维立体双螺旋

图 2-13 太极河图

坎艮震巽离坤兑"的卦序与先天八卦之木火金水的顺序相同，所以后天八卦的卦序来自河图，表达的是双螺旋的正视图（图 2-14）。可以说河图洛书是以数理阴阳来阐述宇宙的双螺旋结构，而先天八卦

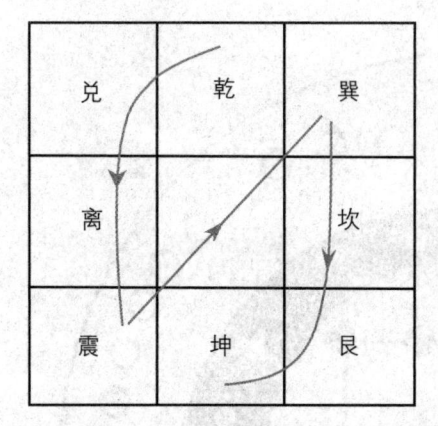

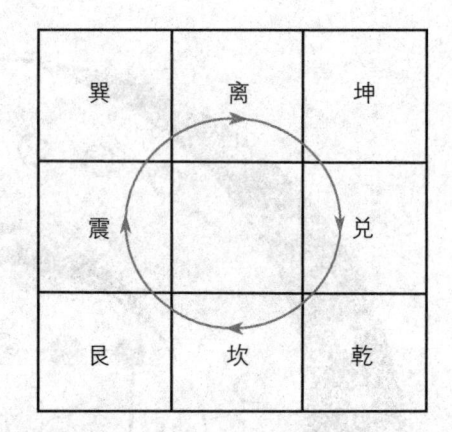

图 2-14 先天八卦和后天八卦卦序示意图

和后天八卦用爻象阴阳来阐述双螺旋结构，具体的演化过程，我们会在后面单独开篇介绍。

五、河洛双螺旋原理与天圆地方

双螺旋原理是宇宙万物的运化定律，从大的方面来说有日月星辰的运转，周而复始，万象更新；从小的方面来说有 DNA、蛋白质以及分子、原子的双螺旋结构；中间生命的生死轮回，草木荣枯，都是螺旋原理的反映。事实上我们发现并利用了宇宙的这种螺旋原理，给我们的生活带来极大的便利，比如盘山公路、螺旋桨、轮船、楼梯，甚至是一颗螺丝钉，都是我们对双螺旋原理的应用。而在千万年前的古人早就拥有了这种智慧。在新疆阿斯塔纳古墓出土的伏羲女娲交尾图中（图2-15），伏羲与女娲人首蛇身，两身交叉重叠，就是一种双螺旋结构的表达。

巧合的是，河图洛书的双螺旋以及伏羲女娲交尾图中的双螺旋，都是一种相同方向的顺时针旋转，也就是α螺旋。这难道仅仅是巧合吗？整个宇宙系统处于无休止的运动当中，由天体的自转和公转两种关系维持，自转和公转同时也造成宇宙系统的等级性。月球围绕地球公转，地球围绕太阳公转，太阳一定也在围绕更大等级上的恒星公转，这是系统层次的不断升华。地球自转方向为自西向东，地球对太阳的公转轨迹为从左向右，太阳系中的大多数天体运转都是从左向右，在一圈圈的运行中跟随太阳螺旋向前，因此古人对时间的认识也呈螺旋式前进。宇宙螺旋从前往后看是逆时针旋转的，而从后往前看就是顺时针旋转的，因为古人看待宇宙螺旋的视角是从后往前的，所以在这个视角下宇宙规律是顺行的。河图洛书以及太极图都是一种顺行理念，

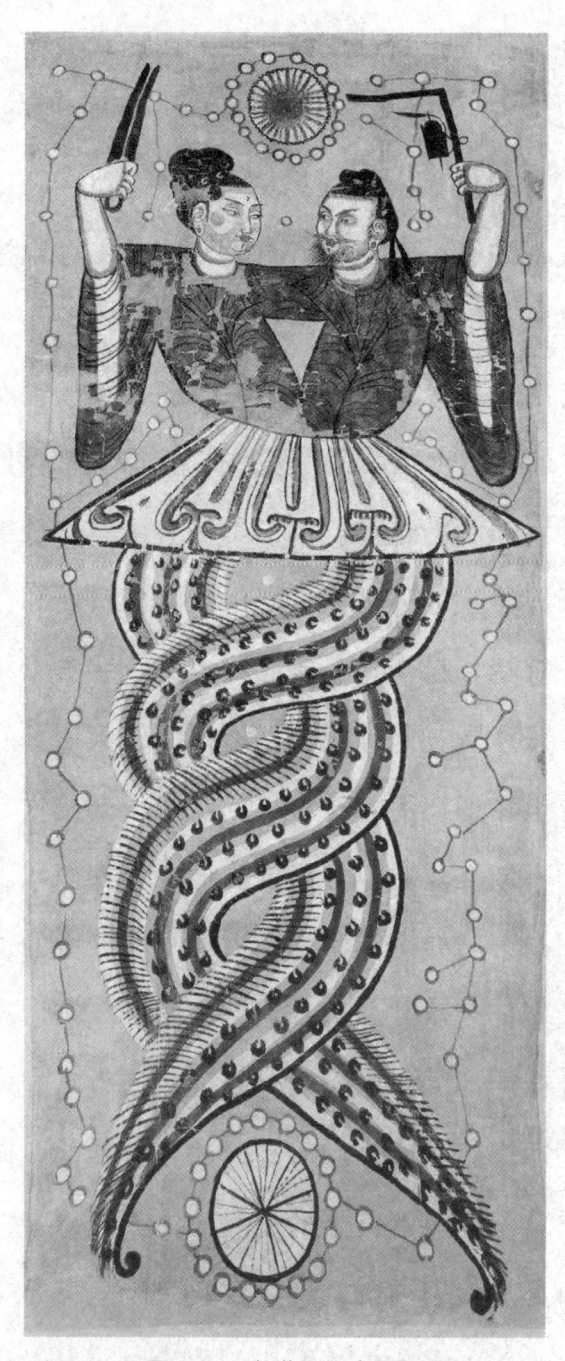

图 2-15　伏羲女娲交尾图

与银河系的形象（图 2-16）是相同的，在这个前提规律下，从后向前预测未来的可能性就存在，因为世界总是要向前发展的。

人事不能长存，生命总会消亡，语言文字也会逐渐演化，那如何才能把宇宙至理代代相传呢？那就从人类最基本的认识出发——数字和图画。将宇

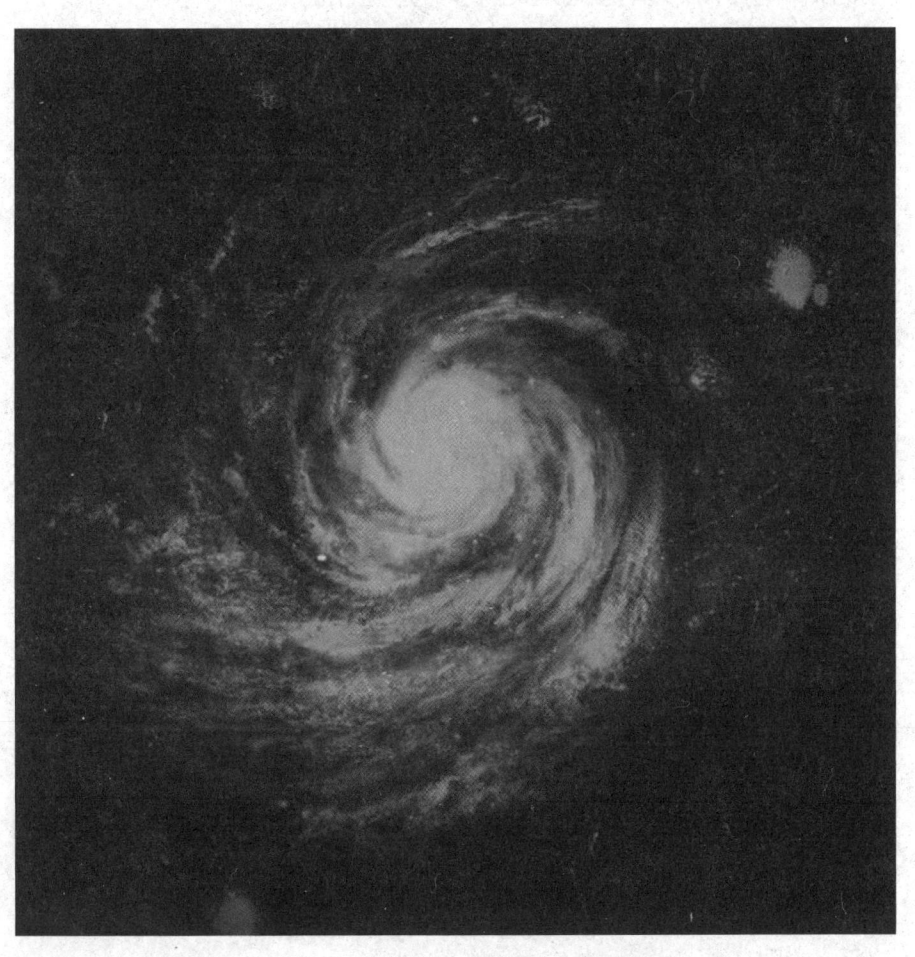

图 2-16　银河系

宙至理用数字表达，这是不论时间怎样流逝，人事如何变化，生命如何轮回，都不会改变的事情，也是河图洛书的伟大意义。既然先哲们已经把宇宙大道画在了伏羲女娲交尾图中，直截了当地告诉后人，为什么还要多此一举地用河图洛书分而言之呢？如果体会他们的良苦用心，足以让我们热泪盈眶，因为他们害怕我们掌握至理之后不会应用，河图、洛书分而言之就是双螺旋结构的使用说明。河图中的数理排列是一种方图的呈现方式，而洛书中的数理排列是一种圆图的呈现方式，这就和古人"天圆地方"的世界观认识联系起来了。在伏羲女娲交尾图中，我们可以看到伏羲与女娲一人持规，一人持矩，四周是日月轮转和二十八星宿，持规以量天，持矩以测地，规和矩是参天量地的工具，代表人类对宇宙时空的认识。所谓没有规矩不成方圆，于是就产生了"天圆地方"的认识。正如《周髀算经》说："环矩以为圆，合矩以为方，方属地，圆属天，天圆地方。"赵爽注曰："天动为圆，其数奇；地静为方，其数偶。此配阴阳之义，非实天地之体也。"河图与洛书就是对天地造物的分别呈现，河图形方法地，洛书形圆象天。所谓天地，在生命中的表现意义就是时间和空间。河图用以测方位，洛书用以计时间，因此人们对于四时八节二十四节气的时间认识，通通归于洛书的圆图中，而四面八方的空间认识则归根于河图的方图中。河图、洛书从两个角度认识双螺旋结构，对时间、空间分别呈现，同时又互相统一，不离宇宙大道，这场跨越时空的对话，足以令先哲的智慧震烁千古。这是何等的良苦用心，何等的无私伟大，想到这里，不禁要向长空叩拜，而我们站在先哲们的肩膀上要更加发奋图强，参悟宇宙至理，体会生命的意义，因为生命源远流长，就如同双螺旋无限延伸一样，还有后来人需要我们扛在肩上。

第3章 天地论盖天浑仪，太极图前世今生

一、太极图简介与起源

随着传统中华文化的再次复兴，各种文化符号被应用到生活中的方方面面，尤其是在一些传统行业中必不可少，其中以太极图的应用最为广泛。大多数对太极图的应用只是流于表面，充充门面，不求甚解，但是我们作为救死扶伤的岐黄门人，对生命一定要有敬畏之心，一定要严格要求自己，从根源上认识这些文化符号，发掘他们的精神内涵，更好地体悟宇宙生命之道。

图3-1是太极图在生活中常见的几种形式，到底哪一种才是正宗的表达呢？我们从太极图演化过程来分析。

相传太极图是由北宋时期的道士陈抟所传，陈抟将《太极图》《八卦图》《河图》及《洛书》传给种放，

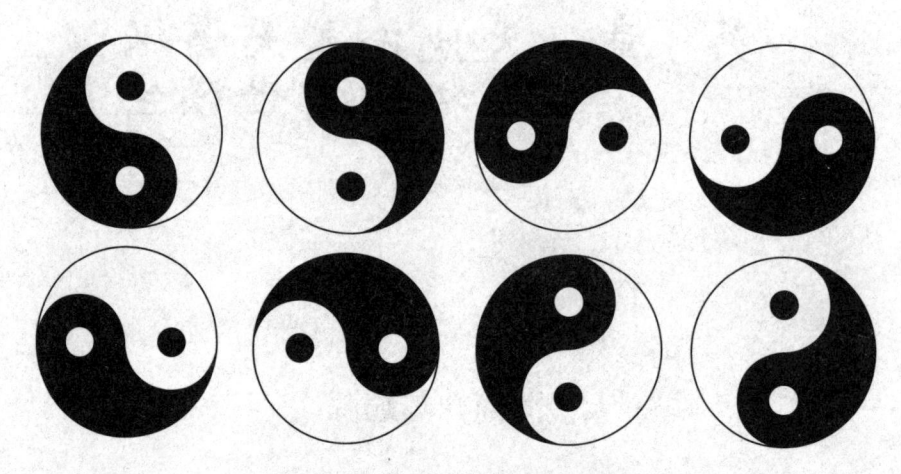

图 3-1　常见的几种太极图形式

种放以之分别传给穆修、李溉等人，后来穆修将《太极图》传给周敦颐。周敦颐著《太极图说》加以解释，自此太极图才广为流传，研究者络绎不绝。正如朱震所说："陈抟以《先天图》授种放，三传而至邵雍。"至于太极图是陈抟所著还是从先辈手中传承而来，无从考证，但是随着考古学的不断发展，越来越多富含阴阳思想的早期太极图呈现在世人面前，我们有理由相信太极图是先古哲人智慧的结晶，陈抟也是从先辈手中传承而来的。至于究竟是谁创造的太极图已经无法考证，不论是首创者还是传承者，抑或是研究者，都是中华文明传承发展的功臣。

太极图出世虽晚，而"太极"一词却出现得比较早，最早见于《易传·系辞上》："易有太极，是生两仪，两仪生四象，四象生八卦。"极字繁体字为"極"，与右边的"亟"字同源，上面一横顶天，下面一横立地，中间原本是一个巨人形，是通天彻地的象征。头顶青天是至高点，因此后来亟的引申意义为最高点、尽头，在亟的左边加一个木字表示为顶梁柱，也是至高无上的含义。在天文星象上，古人观察到北极星定居不移，便认为是最靠近天极的一颗星，是天空中的至高无上，所有的星辰都围绕着它运转，是帝王的象征，所以称之为极星，又叫紫微。同样的道理，在人体生理系统中，心为君主之官，脏腑中至高无上，因此手少阴心经的第一个穴位叫"极泉"。由此可见太极的含义就是至高无上，没有比之等级更高、更尊贵的存在了，它就是宇宙的主宰，以此来命名太极图可见其重要性。太极图是一个正圆，内部由黑白双鱼首尾相连形成，正圆代表太极，而双鱼代表的是阴阳，这是对太极图的哲学认识。阴阳的关系包括阴阳对立、阴阳互藏、阴阳消长、阴阳转化、阴阳平衡等多种，都在太极图中体现，对于阴阳关系的认识需要读者通过宇宙自然体悟，不是这篇文章的讨论范围，本文重点在于通过梳理太极图的演化过程，体悟传统哲学中的现实意义。

在古代中国人的天地生成观念中，世界从无序的混沌状态到有序的运化状态，经历了一个"无中生有"的过程，然后才有万物的生育，正如《道德经》中说"无名天地之始，有名万物之母"。无是混沌状态，气质未化，天地未判，有是运化状态，天覆地载，万物并育，中间共经历了太易、太初、太始、太素四个阶段。正如《易纬·乾凿度》所言："夫有形生于无形，乾坤安从生？故曰有太易、有太初、有太始、有太素也。太易者，未见气也。太初者，气之始也。太始者，形之始也。太素者，质之始也。气、形、质具而未离，故曰浑沦。浑沦者，言万物相浑成而未相离。从无形至生有形乾坤，经过太易，太初，太始，太素四大阶段。"经过了"无"的四个混沌阶段以后，气质分离，天地分判，开始进入"有"的阶段，所谓"乾坤者，天地也。天地既生，自有极立，乃太极之谓"。

太极就是"有"的那个状态，正如《易传》说"易有太极"，《周易参同契》说"易统天心"。易者，一日一月也，"日月为期度，动静有早晚"，天地分判进入太极状态之后，就有了日月星辰的轮转，日月流转产生时空变化规律，成为万物生化之道。正如《黄帝阴符经》说"观天之道，执天之行，尽矣。"《医道还元》说："易象包罗天地，不外休症咎症。"上古时代的先哲们参悟到宇宙至理，又害怕人事更迭，语言文字变化会导致传承断代，于是弃文从图，用图画的形式将宇宙大道阐述出来，以期能流传万世，河图洛书以及太极八卦都是这样的设定。现代人的宇宙观大多形成于西方天文学中的哥白尼日心说改革以后，对宇宙系统中卫星—行星—恒星—银河—黑洞的认识比较清楚，当然这得益于现代科技的发展。那么在科技并不发达的古代中国，对宇宙天文的认识是不是真的一文不值，无比幼稚呢？如果是这样，我们又怎么能创造出如此璀璨的文明，拥有如此高明的智慧呢？因此要认识太极图，感受古代先哲们的智慧，就要从他们的天文宇宙观开始。

《晋书·天文志》记载："古之言天者有三家，一曰盖天，二曰宣夜，三曰浑天。"其实古代言天者不止这三家,张君房在《云笈七签》中总结:"古今言天者一十八家。"随着时代的不断进步,彼此之间的认识不断吸收融合,最后形成比较系统的三家认识。这三家认识大体上代表了古代天文学的发展过程,也是人们对宇宙认识范围的不断扩大、认识程度不断深入的过程,同时也是太极图逐渐演化的过程。

二、盖天学说的宇宙观

最早的盖天说思想来源于《周髀》家,正如《晋书·天文志》记载:"盖天之说,即《周髀》是也。其本庖牺氏立周天历度,其所传则周公受于殷商,周人志之,故曰《周髀》。髀,股也;股者,表也。"此时人们对天地的认识还局限在古人"天圆地方"的框架内,正如《周礼》所言"轸之方也,以象地也,盖之圆也,以象天也,轮辐三十,以象日月也,盖弓有二十八,以象星也"。战国宋玉《大言赋》说"方地为舆,圆天为盖。""天圆地方"的认识来源于古人以圆规和矩尺参天量地认识时间和空间,哲学意味更加浓厚。天象如车盖，地象如棋盘，而日月星辰分列其中运行，所谓"辰宿列张"，正如《周髀》家云："天圆如张盖，地方如棋局。天旁转如推磨而左行，日月右行，随天左转，故日月实东行，而天牵之以西没。譬之于蚁行磨石之上，磨左旋而蚁右去，磨疾而蚁迟，故不得不随磨以左回焉"。

实际上"天圆地方"的盖天认识仅存在哲学上的意义，现实世界中是经不起推敲的。很多人会产生曾子一样的疑问，"如诚天圆而地方，则是四角之不揜也"，于是人们逐渐抛弃了天圆地方的盖天认识，将盖天说进行了一系列的修正升级。既然天圆地方其势不能相合，那古人就把地缺的角补上，形成新的盖天说，即"天似穹庐，笼盖四野"的天圆地平穹天说，这里仍然没有脱离地平说的认识，正如张衡在《灵宪》中说"地体于阴，故平以静"。既然天象如穹庐，地平如圆桌，那么天地势必会有交合之处，而古人并未见到天地相合，于是就有人提出大地浮于四海之上，天与海际相合的认识，正如晋朝的虞耸在《穹天论》中说："天形如穹窿，如鸡子幕，其周际接四海之表，浮乎元气之上，譬如复衾以抑水而不没者，气充其中故也。"事实上，随着人们认识范围的不断扩大，天海相合也是不曾见到的，于是又有人对天圆地平的盖天说认识提出质疑，认为天象如地一样也是平的，即天平地平的平天说。正如王充《论衡》所言："人望不过十里，天地合矣，远非合也……临大泽之滨，望四边之际与天属，其实不属，远若属矣，夫视天之居，近者则高，远者则下焉。"然而天平地平的平天说不能解释日月往来、昼夜变化及寒暑交替等相关问题，因此人们对盖天说的认识进一步改进，认为天地模型是两相平行的曲面，天地均以北极为最高点，四周下陷，形成"天象盖笠，地法覆盘"的盖天认识。以《周髀算经》为代表的盖天认识，说明至少在周朝时期，盖天说已经成为主流。正如《周髀算经》所言："天象盖笠，地法覆盘。极下者，其地高人所居六万里，滂沱四隤而下，天之中央亦高，四旁六万里。"《晋书·天文志》中记载："天似盖笠，地法覆盘，天地各中高外下，北极之下，为天地之中，其地最高，而滂沱四隤，三光隐映，以为昼夜。"我们以现在的观念看，穹天说或者平天说的盖天宇宙观仅仅局限在视野可见的局部认识，超过了这个范围就不适应了，而《周髀算经》中的盖天宇宙观已经脱离了这个局限，将宇宙世界的认识视野放大到了整个北半球上。古人生活在北半球的中国，尤其是以华北平原为中心的中原地带，因此《周髀算经》的盖天认识在某种程度上形成了一定的共识，普遍被认可。南北朝时期的祖暅在《天文录》中总结盖天说："盖天之说，又有三体：一云天如车盖，游乎八极之中；一云天形如笠，中央高而四边下；一云天如欹车盖，南高北下。"

不论穹天说还是平天说，抑或是《周髀算经》中的盖天说，我们用现代天文学的思想来看都是很荒谬的事，但是我们要辩证地看待这个问题，要将这种认识放到当时的时空环境下。任何问题的正谬讨论都有一个前提条件的设定。打个比方，我们说太阳都是在我们头顶南方，不可能超过头顶向北，对于北回归线以北的人来说是一个绝对正确的命题，但是把这个命题的范围放大到整个地球上，这个命题就成了谬论。这就如同物理学的发展，在一定的范围内，牛顿力学定律是真理，超过了这个层次，到达更高的层次以后，他的定律也变成了谬论。因此我们认识盖天说也要有这种心态，不能拿现在的标准去要求古人，因为所处的时空环境不同。古代社会交通不发达，人们生活在陆地上，很难跨越海洋，就人视野可见的世界范围而言，穹天说是很合理的存在，但是跳出这个设定范围之后，这套认识法则就不再适应了。平天说的认识层面比穹天说又高一个层次，如果把天地范围缩小到局部，平天说的天平地平认识就很合理。而到了《周髀算经》里的盖天说，人们的认识层次已经很高，相对于整个北半球来说是非常合理的，因此就在一定程度上形成共识。盖天说的发展过程，就是古人逐渐认识宇宙世界的过程，从肉眼可见的范围，到天地局部，再到整个中国地区所处的北半球，认识范围逐渐扩大，这是非常了不起的成就。那么宇宙观处于盖天说认识的时代下，古人的哲学观和太极图会是什么样的呈现呢？

三、七横六间图与来知德太极图转化

在以盖天理论为宇宙观指导的前提下，古人对于时空地理的概念已经产生相对合理的认识。正如《吕氏春秋》说:"极星与天俱游,而天枢不移。冬至日行远道,周行四极,命曰玄明。夏至日行近道,乃参于上。当枢之下无昼夜。白民之南,建木之下,日中无影,呼而无响,盖天地之中也。"我们用现代天文学的观点理解,这里已经产生了地轴和赤道的概念,"当枢之下无昼夜"说的是位于地轴上的北极点;"日中无影"说的是地球中腹的赤道。由此可见,古人认为在一年当中产生日影和昼夜长短变化现象的原因,就是日行过程中距离天极的远近,夏至日行近道,冬至日行远道,当然这里的远近是相对于北极点而言的。这种认识与现代天文学的认识本质上是相同的,太阳直射点在南北回归线之间移动,这两条回归线相对于北极点来说就是远近之别。古人通过立竿测影的长短分别将近道和远道距北极点的距离测算出来(注:具体原理参考《周髀算经》),就形成了以北极点为中心的内外两个同心圆,是为内衡和外衡,内衡为夏至日道,外衡为冬至日道,在内外衡之间均匀的穿插五个同心圆来表示一年当中的重要节点,也就是二十四节气,就形成了天文学上著名的七衡六间图（图3-2）。正如《晋书·天文志》记载："日丽天而平转，分冬夏之间，日所行道为七衡六间。每衡周径里数，各依算术，用勾股重差，推晷影极游，以为远近之数，皆得于表股也，故曰《周髀》。"

对应现代天文学的认识，内衡代表北回归线，

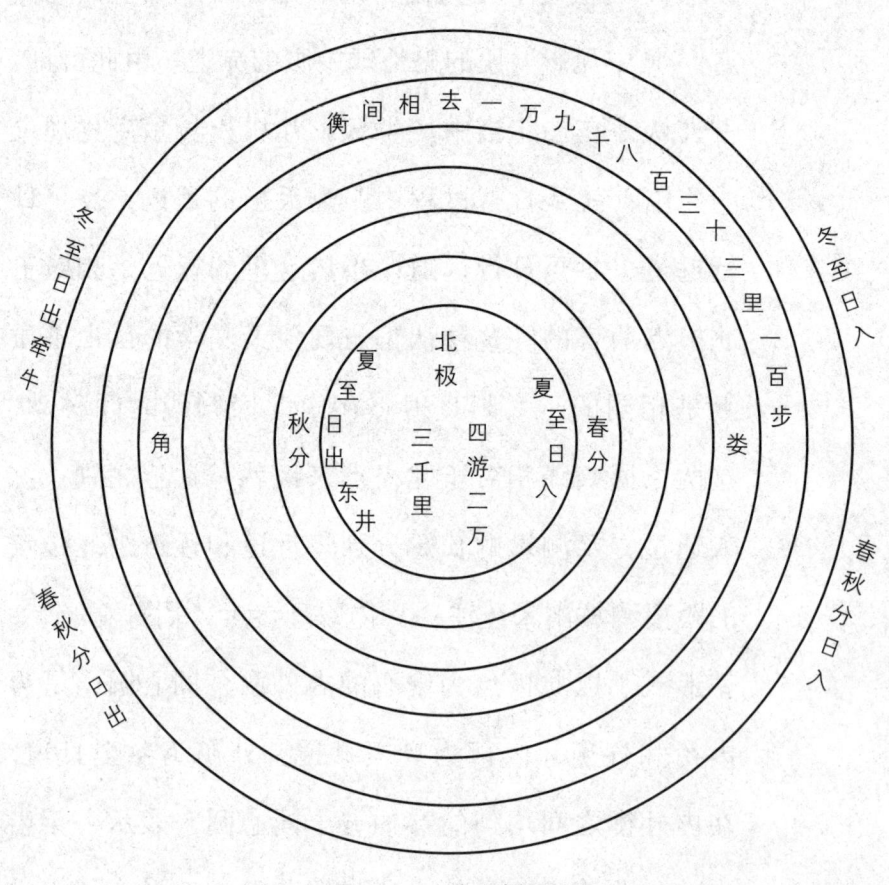

图 3-2　七衡六间图

外衡代表南回归线，内外衡之间的中衡代表赤道，这三条线在现代天文学上具有重要意义。太阳在内外衡之间往来，代表太阳直射点在南北回归线之间移动，形成春、夏、秋、冬的四季变化，正如《周髀算经》说："外衡冬至，内衡夏至，春分、秋分，日在中衡。春分以往日益北，五万九千五百里而夏至；秋分以往日益南，五万九千五百里而冬至。""北极左右，夏有不释之冰，中衡左右，冬有不死之草。"七衡六间图中的每一个同心圆都可以代表地球自转天行一周，也就是地球的纬度圈，一年当中日行从内衡到外衡，再从外衡到内衡之间要进行365周多，如果把每一天都表示出来，那样太烦琐，因此仅在内外衡之间选取一些重要的节点表示，七衡而六间，每一间代表一个月的时间，包含两个节气，代表一年当中的十二个月和二十四节气。正如《周髀算经》所言："凡为日月运行之圆周，七衡周而六间，以当六月节。六月为百八十二日八分日之五。故日夏至在东井，极内衡，日冬至在牵牛，极外衡也。衡复更终冬至。故曰一岁三百六十五日、四分日之一，岁一内极，一外极。三十日十六分日之七，月一外极，一内极。是故一衡之间万九千八百三十三里、三分里之一，即为百步。欲知次衡径，倍而增内衡之径。二之以增内衡径得三衡径。次衡放次。"

　　每个同心圆都和昼夜一样分阴阳，现实世界中的昼夜长短变化、日影长短以及寒热交替都是循序渐进发生的，这代表太阳在内外衡之间的运行是循序渐进发生的。因此内外衡之间的同心圆也并不是正圆，而是像螺纹一样一圈圈扩大缩小，因为相近同心圆之间的差别微乎其微，就将其想象成一个个同心圆，这是利用的微积分思想。一年当中，人在地球上观察夜空中的星象是随时变化的，这是因为地球围绕太阳公转的原因，相对于地球上的观察者来说就是太阳在黄道中的位置不断变化，古人将黄道与赤道周围的天区分为二十八宿认识，于是一年当中太阳在二十八星宿之间的穿梭，产生了物换星移的现象。因此一年之中太阳在七衡图的内外衡之间往来，内部包含太阳运行轨迹的黄道，也就是二十八星宿列布在内外衡之间。为了解释日月往来和昼夜长短变化的现象，赵爽在注释《周髀算经》

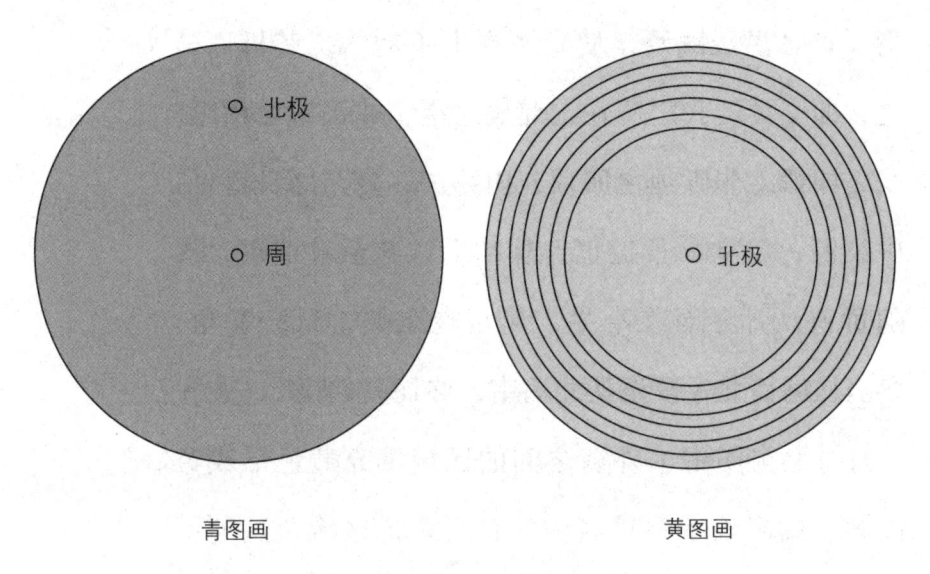

第3章 天地论盖天浑仪，太极图前世今生

青图画

黄图画

图3-3 青图画与黄图画概念图

时用青黄图画（图3-3）来阐释原理，"青图画者，天地合际，人目所远者也，天至高，地至卑，非合也，人目极观而天地合也，日入青图画内，谓之日出；出青图画外，谓之日入，青图画之内外皆天地也，北辰正居天之中央，人所谓东西南北者，非有常处，各以日出之处为东，日中为南，日入为西，日没为北，北辰之下，六月见日六月不见日，从春分至秋分，六月常见日，从秋分到春分，六月常不见日，见日为昼，不见日为夜，所谓一岁者，谓北辰之下一昼一夜。黄图画者，黄道也，二十八宿列

075

焉，日月星辰躔焉，使青图在上不动，贯其极而转之，即交矣。我之所在，北辰之南，非天地之中也，我之卯酉，非天地之卯酉，内第一，夏至之日道也，中第四，春秋分日道也，外第七，冬至日道也，皆随黄道，日冬至在牵牛，夏至在东井，秋分在角，冬至从南而北，夏至从北而南，终而复始也"。

将七衡图中内外衡之间的区域填充黄色形成黄图画，用来表示一年当中的日行黄道区域，这利用的是天球上的黄道赤道坐标系，一年之中太阳在内外衡之间移动，于是内外衡之间二十八星宿列布，代表太阳在二十八星宿之间的视移动。因为七衡六间图中的视角是以地球北极点为视觉中心向下俯视，所以二十八星宿的排列顺序与地球上的观察顺序相反，逆时针排布。同时以观测点周的都城为中心，以人目所望之距离作圆，将圆内填充青色代表人的视野，也就是光照半球，这利用的是地球自身定位的地平坐标，于是四方十二辰列布，又因为青图画视角与黄图画相同，所以地平坐标的方向是上北下南左西右东的呈现。将青图画和黄图画重合用来表示星宿运转和昼夜长短变化，具体方法是将两图的北极点重合，青图画不动，代表观测者的观测位置不变，黄图画顺时针旋转，代表人在地球上对星宿轮转的观察，青图画东方与黄图画的交叉点为视野中的日出，青图画西方与黄图画的交叉点为视野中的日落，这样就把黄图画的每个同心圆分为两半，用来表示昼夜。图3-4中X线代表昼夜平分，A和B分别代表冬至时的日出点和日入点，两点反映昼

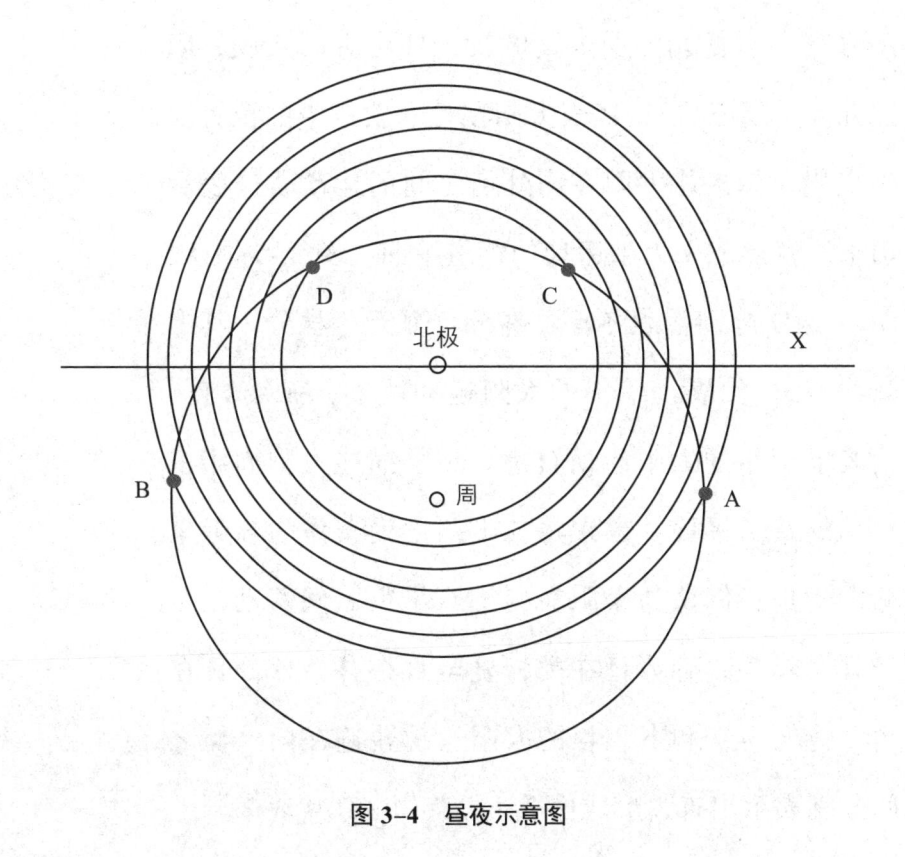

图3-4 昼夜示意图

短夜长，C 和 D 分别代表夏至时的日出点和日入点，两点反映昼长夜短。弧线 AC 代表一年当中从冬至到夏至上半年的日出点变化，反映上半年的太阳运动轨迹，下半年的代表意义正好相反。

在地球上观察，一年当中的日出点、日落点会随着时间的推移发生变换。正如《周髀算经》说"冬至……日出巽而入坤，见日光少，夏至……日出艮而入乾，见日光多，冬至昼极短，日出辰而入申，阳照三，不复九，夏至昼极长，日出寅而入戌，阳照九，不复三"，这代表太阳在运动轨迹中的位置发生变化。如果将太阳在内外衡之间的运动轨迹表示出来，就形成了太阳运动的黄道平面。图 3-5 中 A、B、C、D 分别代表冬至、春分、夏至、秋分，其中弧线 ABC 代表上半年的太阳运动轨迹，弧线 CDA 代表下半年的太阳运动轨迹。为了描述太阳周年视运动的黄道平面，古人将二十八宿列布作为参考坐标，于是我们认为太阳在二十八星宿之间移动，冬至日在牵牛，春分日在娄，夏至日在井，秋分日在角，将上半年和下半年的太阳运动轨迹在内外衡之间分别表示出来，形成图 3-6，其中 AB 代表太阳上

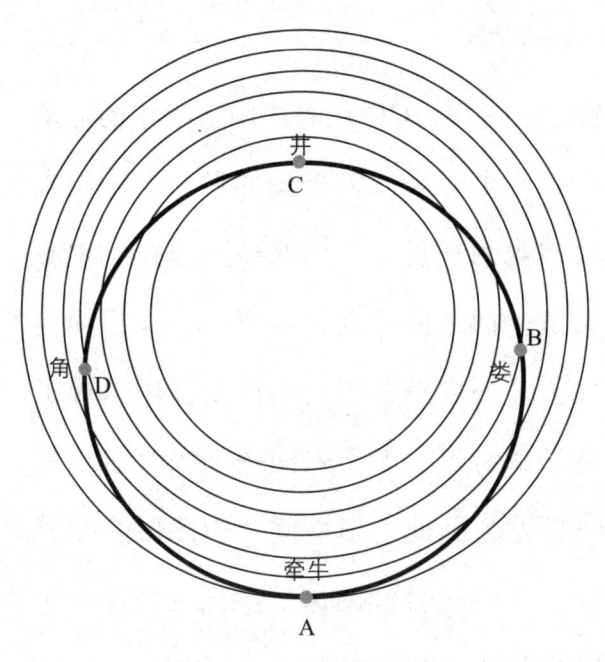

第 3 章 天地论盖天浑仪，太极图前世今生

图 3-5 太阳运动黄道平面

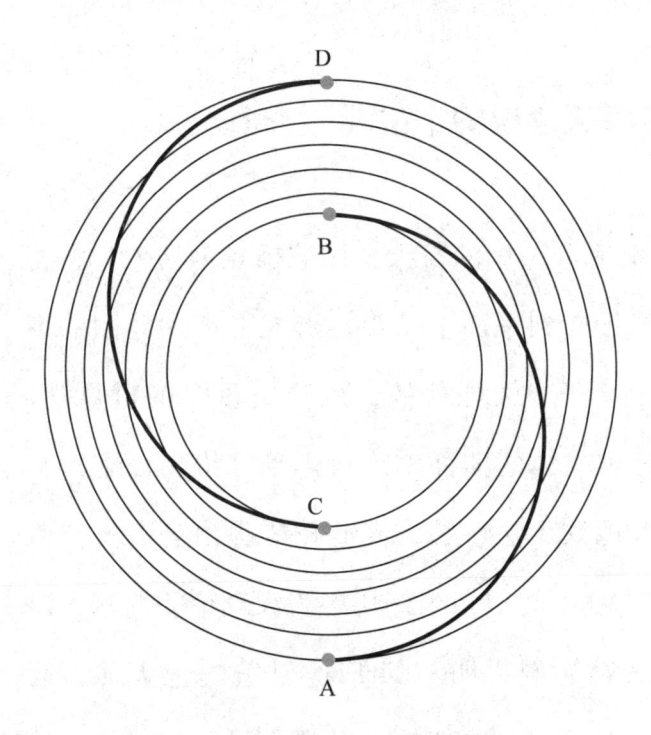

图 3-6 盖天宇宙观视角下的来氏太极图

079

半年的运动轨迹，为阳，CD代表太阳下半年的运动轨迹，为阴，就产生了来氏太极图的形象。来氏太极图在盖天宇宙观的视角下，以北极点为视觉中心观察太阳在黄道平面上的运动，日行二十八宿的周年视运动方向为自西向东，因此来氏太极图呈现了一种逆时针旋转的特点。七衡六间图是当时对宇宙原理的最先进阐述，因此七横六间太极图就演变成了盖天学说时代的一种哲学图谱，演化成为那个时代的太极图形象（图3-7）。

四、浑天学说的宇宙观

《周髀算经》中的盖天说以北极点为切入，将整个北半球投影到平面上认识，形成七衡六间图的理论阐释。基于"天如盖笠，地法覆盘"的世界观，将一个三维立体的曲面结构投影到二维平面上，必然有很多现象无法解释，因此杨雄提出著名的"盖天八难"，其中有很多正好切中盖天理论的弊端，以四难和八难为例说明。"四曰：以盖图视天河，起斗而东入狼弧间，曲如轮。今视天河，直如绳，何

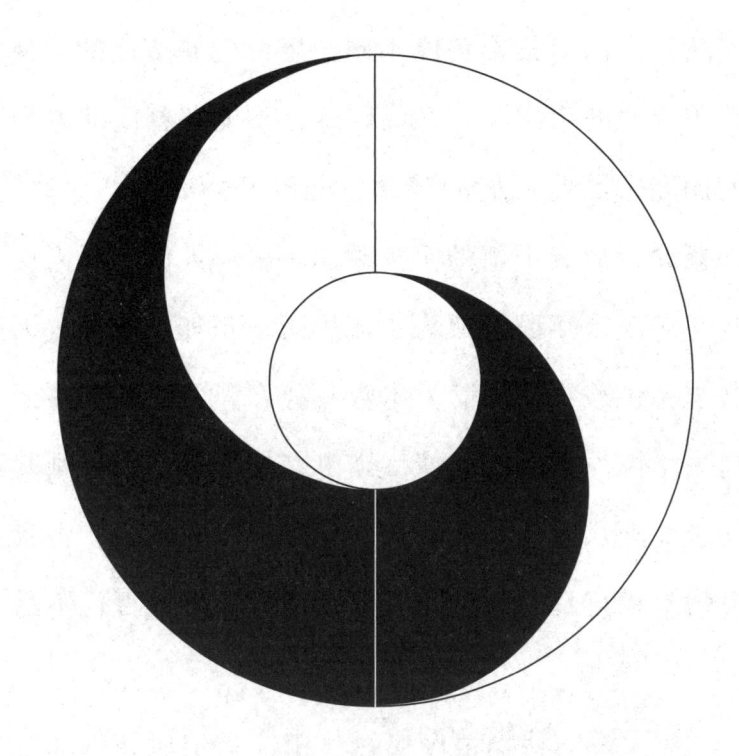

图 3-7 来氏太极图

也？""八曰：视盖橑与车辐间，近杠毂即密，益远益疏。今北极为天杠毂，二十八宿为天橑、辐，以星度度天，南方次地星间当数倍。今交密，何也？"四难是说银河在天上曲如轮，在盖图上却是一条直线。八难说的是星宿在天上的距离相等，但是投影到盖图上，因为靠近北极点的内外位置不同，显示的距离是不一样的，而且越到南天的星宿变异越大。

081

当然这是因为投影角度不同，星位变异造成的，说明盖天说的宇宙观存在局限性，不能解释南北差异的问题，因此人们的观念里逐渐开始有了"地球"的概念，形成了新的宇宙观念——浑天说。浑天说到了东汉末年已经成为主流思想。正如《晋书·天文志》记载："《周髀》术数具存，考验天状，多所违失。惟浑天近得其情，今史官候台所用铜仪则其法也。立八尺圆体而具天地之形，以正黄道，占察发敛，以行日月，以步五纬，精微深妙，百代不易之道也。"

浑天说的认识范围已经从中原大地所在的北半球扩大到了整个地球。《浑天仪注》云："天如鸡子，地如鸡中黄，孤居于天内，天大而地小。天表里有水，天地各乘气而立，载水而行。"

"天地之体，状如鸟卵，天包地外，犹壳之裹黄也。周旋无端，其形浑浑然，故曰浑天也。"

这种认识已经很接近现代天文学对天地结构的认识了，由地核到地幔、地壳再到更表层的大气圈，正是象形如鸡卵。在浑天说中还认识到了黄道、赤道以及南北极的存在，并对黄赤交角的度数进行了测量，这是相当了不起的事。

"至顺帝时，张衡又制浑象，具内外规、南北极、黄赤道，列二十四气、二十八宿中外星官及日月五纬，以漏水转之于殿上室内，星中出没与天相应。"

"分黄、赤二道，相兴交错，其间相去二十四度。"

"赤道横天之腹，在南北二极各九十一度十六分度之五。"

"黄道斜带其腹，出赤道表里各二十四度，故夏至去极六十七度而强，冬至去极一百一十五度亦强，然则黄道斜截赤道者，即春秋分之去极也。"

"周天三百六十五度四分度之一，又中分之，则一百八十二度八分之五覆地上；一百八十二度八分之五绕地下，故二十八宿半见半隐。其两端谓之南北极。北极乃天之中也，在正北出地上三十六度，然则北极上规径七十二度常见不隐；南极天之中也，在南入地三十六度，南极下规七十二度常伏不见，两极相去一百八十二度半强。天转如东毂之运也，周旋无端，其形浑浑，故曰浑天也。"

《灵宪》说:"天有两仪,以榷道中,其可鸢,枢星是也,谓之北极,在南者不着,故圣人弗之名焉。"

在浑天认识的基础上产生黄赤道和南北极的概念,结合盖天说中南北回归线的认识,就可以合理地解释日影长短和昼夜长短的问题了。

"日行黄道绕极,极北去黄道百一十五度,南去黄道六十七度,二至之所舍以为长短也。"

"黄道,日之所行也,半在赤道外,半在赤道内,与赤道东交于角五少弱,西交于奎十四少强。其出赤道外极远者,去赤道二十四度,斗二十一度是也。其入赤道内极远者,亦二十四度,井二十五度是也。"

"日南至在斗二十一度,去极百一十五度少强。是也日最南,去极最远,故景最长。黄道斗二十一度,出辰入申,故日亦出辰入申。日昼行地上百四十六度强,故日短。夜行地下二百一十九度少弱,故夜长。自南至之后,日去极稍近,故景稍短。日昼行地上度稍多,故日稍长。夜行地下度稍少,故夜稍短。日所在度稍北,故日稍北,以至于夏至,日在井二十五度,去极六十七度少强,是日最北,去极最近,景最短。黄道井二十五度,出寅入戌，故日亦出寅入戌。日昼行地上二百一十九度少弱，故日长。夜行地下百四十六度强，故夜短。自夏至之后，日去极稍远，故景稍长。日昼行地上度稍少，故日稍短。夜行地下度稍多，故夜稍长。日所在度稍南，故日出入稍南，以至于南至而复初焉。斗二十一，井二十五，南北相应四十八度。"

"春分日在奎十四少强，秋分日在角五少弱，此黄赤二道之交中也。去极俱九十一度少强。南北处斗二十一，井二十五之中，故景居二至长短之中。奎十四，角五，出卯入酉，故日亦出卯入酉。日昼行地上，夜行地下，俱百八十二度半强，故日见之漏五十刻，不见之漏五十刻，谓之昼夜同。夫天之昼夜，以日出入为分，人之昼夜，以昏明为限。日未出二刻半而明，日入二刻半而昏，故损夜五刻以益昼，是以春秋分之漏昼五十五刻。"

以上对于浑天说认识的内容大多来源于《晋书·天文志》的总结。通过对原文的理解，我们能原汁原味地体会几千年的智慧，黄道、赤道、南北极、黄赤交角及观测者纬度，这些认识基本与现代天文学无差异，从现代天文学的角度来看，仍然具有很重要的现实意义。唯一与现代天文不同的是古代天文学所采取的参考坐标系不同，现代天文以恒星太阳相对不动作为参考坐标，是日心说改革以后的认识角度，而古代天文以地球观测者不动为参考坐标，停留在地心说的认识角度，但这并不代表古代天文不科学，只是认识角度不同而已。于是我们在古代天文学中经常会看到"天行"和"日行"的描述，用来表示现代天文中地球公转和地球自转的概念，古人认为天行赤道有昼夜，日行黄道有寒暑，两者均以地球不动为参考坐标，相对产生了"天行"与"日行"的认识。其中"二十八星宿"是古人对处在黄道和赤道平面内视野可见的星辰划分标准，以北极不动紫微星为中心，将周天分为东、南、西、北四面，每面七星，共二十八星区，加上中央的紫微、太微、天市三区，一共三十一星区，以此来对周天位置进行定位。在一年当中，太阳处在二十八星宿的不同位置，比如冬至居斗建之间，夏至居井，这说明一年之中太阳在二十八宿之间循环往复，于是产生了"日行"的认识；因为地球的自转，昼夜之间日升日落，而太阳与二十八宿的相对位置是不变的，一日之内太阳与二十八宿共同起落，于是产生了"天行"的认识。在以地球自身固定为参考坐标，对三垣二十八宿进行周天定位的标准之下，日月五星都有自己的运行轨迹，相应的就产生了"天球"的概念，将天球的宇宙观认识用模型制作表示出来就是浑天仪（图3-8）。

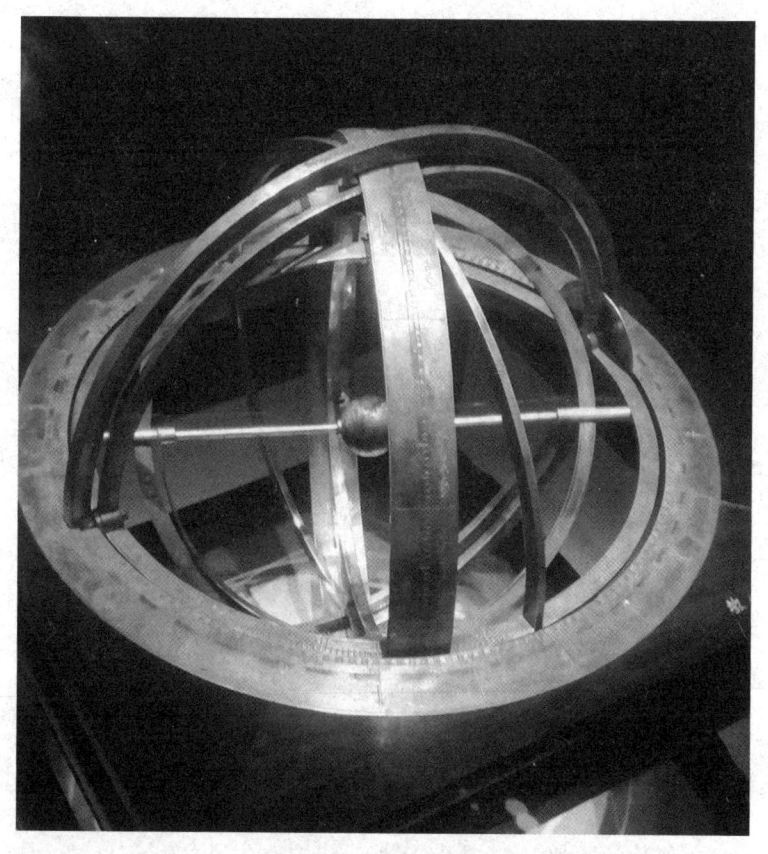

图 3-8　浑天仪

五、浑天宇宙视角下的太极图

浑天视角下的宇宙观以地球为宇宙中心，日月星辰围绕地球做规律运动。因此人们的哲学观念不再像来氏太极图那样以北极点作为视角，而是将视野放到赤道周围，朝向北极，这样内外衡的意义也就不存在了。于是浑天宇宙观的太极图在来氏太极图的基础上进一步演化，内衡取消，中间两条弧线重合，代表太阳在日行黄道平面中的运动轨迹，形成寒暑往来和昼夜长短变化，以外衡代表天行一周的轨道，或者赤道，两者形成的夹角要与黄赤交角相同（图3-9）。

图3-9的旋转方向为逆时针，因为此图由来氏太极图演化而来，视角仍然是以北极点为中心的。现代天文学认为地球的自转是自西向东进行的，从北极往南观察地球就是逆时针旋转的，因此在盖天视角下太极图产生的旋转性是逆时针的。但是如果在浑天视角下以赤道向北极观察，那么地球的旋转就是顺时针的，于是将图3-9翻转，太极图的旋转方向变为顺时针，阴阳互换，如图3-10所示，左为

第 3 章　天地论盖天浑仪，太极图前世今生

赤道平面

日行黄道轨迹

黄赤交角

图 3-9　浑天宇宙观的太极图

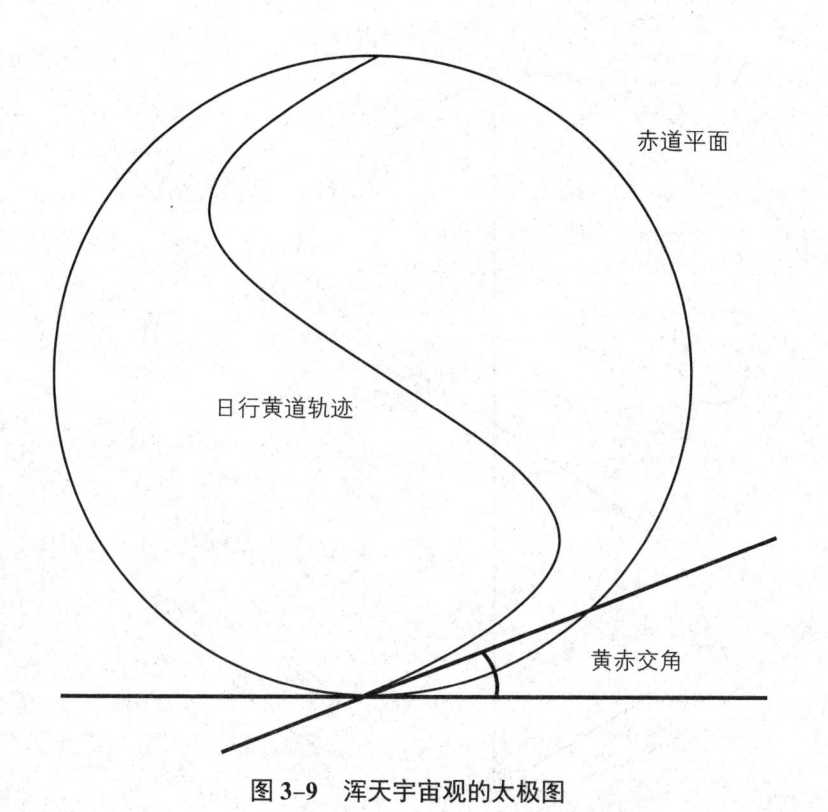

阳，右为阴，因此浑天视角下的太极图应当为左阳升右阴降的顺时针形象。在图 3-10 中间的反 S 线中，一共产生了五个点 A、B、C、D、E，分别代表春分、夏至、秋分、冬至，再进入下一个春分，是一个完整的四季轮回，周而复始。但是这个轮回不是回到原点，而是像螺旋一样前进的。四季轮回向前的螺旋式规律扩大到整个宇宙上看都是合适的，因此太极图不

089

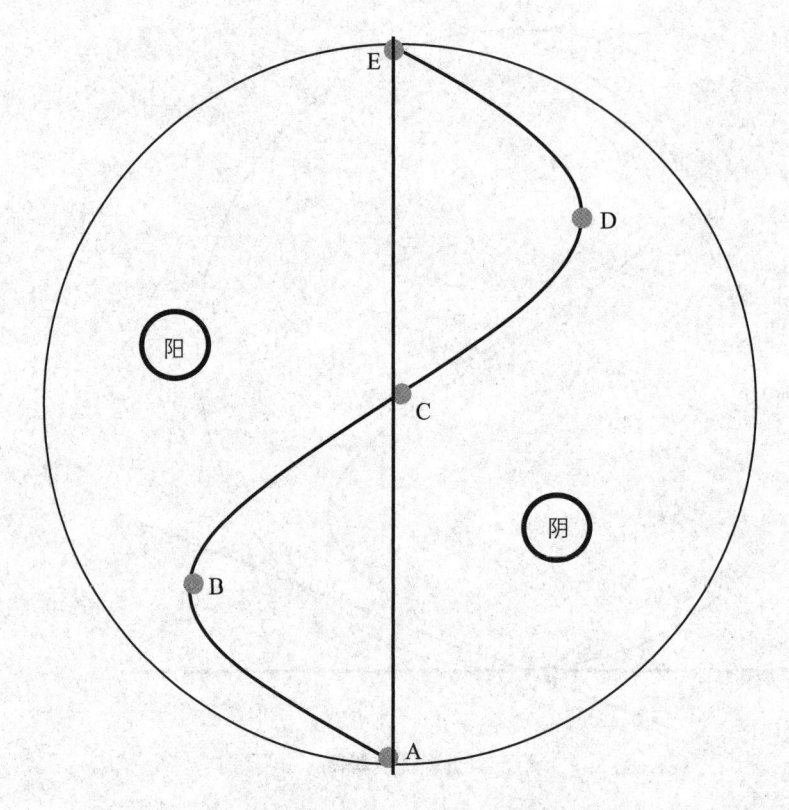

图 3-10 浑天视角下的太极图

仅仅能够阐释寒暑往来，可以反映整个宇宙规律，与河图洛书表达出的双螺旋意义相同。

六、宣夜学说宇宙观与太极图鱼眼

除了参考坐标选取不同之外，浑天说的认识与现代天文学的认识并无本质区别，这就说明古人的宇宙观已经很完善了，认识范围也不仅仅局限在地球或太阳系之内，而是已经进入了更高的宇宙层次上，这在宣夜思想中得到体现。

《礼记·月令》记载："天是太虚，本无形体，但指诸星之运转以为天耳。"

《列子·天瑞》所说："日月星宿，亦积气中之有光耀者。"

《灵宪》说："文曜丽乎天，其动者七，日、月、五星是也。周旋右回。天道者，贵顺也。近天则彁，远天则速，行则屈，屈则留回，留回则逆，逆则彁，迫于天也。"

《晋书·天文志》记载："汉秘书郎郗萌记先师相传云：天了无质，仰而瞻之，高远无极，眼瞀精绝，故苍苍然也。譬之旁望远道之黄山而皆青，俯察千仞之深谷而窈黑，夫青非真色，而黑非有体也。日月众星，自然浮生虚空之中，其行其止皆须气焉。是以七曜或逝或住，或顺或逆，伏见无常，进退不同，由乎无所根系，故各异也。故辰极常居其所，而北斗不与众星西没也。摄提、填星皆东行，日行一度，月行十三度，迟疾任情，其无所系著可知矣。若缀附天体，不得尔也。"

宣夜说的认识已经超越了地心说和日心说的宇宙观，进入一个更高的宇宙视野中，从客观的角度认识宇宙。天空是虚无缥缈的无形体，日月星辰浮生在虚空中，其行止运转皆因气托之，日月五星都有自己的运行轨迹，这已经与现代天文学对宇宙的认识无二。天体运转这种周而复始的运转规律是一种螺旋型的方式，在宣夜理论的认识下的哲学图是如何体现的呢？

太极图秉承着河图洛书中螺旋方式的宇宙观，同样也会产生相同的哲学理念，为了表达这种周而复始的顺时针螺旋的概念，在太极图中阴阳鱼中点鱼眼，起点睛作用。太极图没有鱼眼，那就只是个平面，阴阳消长被封死在这个圆圈中，跳不到一个新的层次上，有了鱼眼，太极图就变成了一个活的立体，阴阳轮转通过鱼眼就进入了下一个轮回（图3-11）。这与河图中的数字一样，外延不断扩大，直到进入下一个环节中，周而复始，是像河图一样对双螺旋宇宙规律的正视视角。

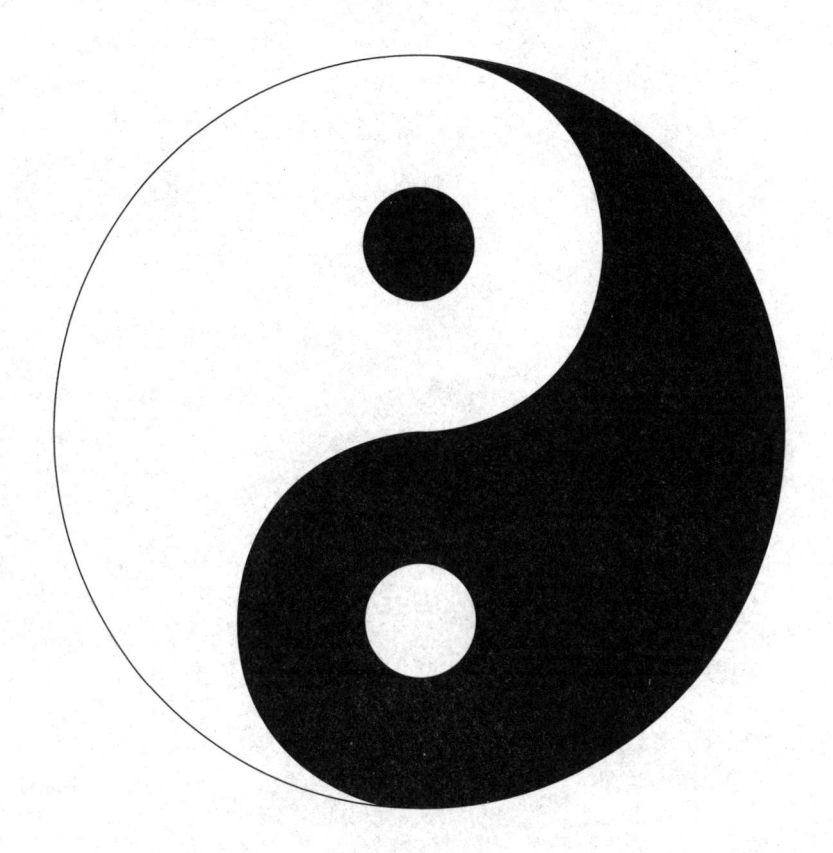

第 3 章 天地论盖天浑仪，太极图前世今生

图 3-11 太极图

第4章 划时空三生万物，分阴阳八卦生成

一、从哲学开始

哲学是人类认识世界的思维总结，同时也是指导生产生活的方法体现，是智慧的象征。现代科学对世界的认识提倡分科，任何一门学科都有自己独特的哲学思维，数学习惯以数理变化来认识世界，而物理学则擅长以物理运动来认识自然，生物学有生命变化的认知观念，化学有物质变化的逻辑思维，因此学习中医就要用中医学的哲学观念来认识世界，认识生命。这个世界本身就是一个整体，不是分科的，所以我们单独从某一科来认识世界，总会有所偏颇，比如化学总以有形的物质变化来认识世界，就很容易忽略隐藏在物质背后的精神世界。在传统中医学的观念里，纯度太高的东西就叫"毒"，会对人体产生危害，哪怕是人生存的必需品。糖类能给

人体提供能量，但是如果糖的纯度太高，长期食用会造成代谢负担，引发疾病；水是生命之源，但是如果长期饮用纯净的蒸馏水，会破坏人体内的酸碱平衡，也会导致疾病。因此在自然界中纯粹的东西不存在，正所谓水至清则无鱼，世界必然是一个多方调和形成的整体结构，认识世界也要基于这种整体性，不应固守成见，要学会从多个角度认识八面玲珑的宇宙世界。

　　哲学没有对错与好坏之分，只有认识上的高下之别，就像盲人摸象一样，甲摸到了大象的腿，于是甲就认为腿是大象；乙摸到了大象的鼻子，于是乙就认为鼻子是大象；丙摸到了大象的耳朵，于是丙就认为耳朵是大象，当他们坐在一起讨论时必然是固执己见，甲认为乙的认识是谬论，乙讽刺丙是个伪君子。而我们健康人一眼就能看出大象的整体形象，有鼻子，有耳朵，有腿，有身子，是由多个部分构成的整体。但是这不代表健康人认识到的大象哲学就是正确的，盲人认识到的大象哲学就是错误的，只能说盲人认识到的大象哲学有局限性，健康人认识到的大象哲学比盲人高。因为盲人认识到的大象哲学有局限性,所以他们的认识不能脱离这个局限,脱离了这个局限性就不合适了。认识世界也是这样,所谓的谬论,只不过是把一个低层次上的局限性理论放到了一个比较高的层次上认识,这样谬论就产生了。不论是健康人还是盲人,认识的大象是同一个,正如我们生活在同一个物理世界中,因此我们有理由相信,人世间最根本的真理是唯一的,是永恒的,即与佛家讲的"舍利子,色不异空,空不异色"相同,而之所以产生不同的世界观和生命观,只不过是我们到达真理所走的路不一样。

老子在《道德经》中说:"有物混成,先天地生。寂兮寥兮,独立而不改,周行而不殆,可以为天地母。吾不知其名,强字之曰道,强为之名曰大。大曰逝,逝曰远,远曰反。"大道先天地而生,为天地之母,独立而不改,可以认为是构成宇宙世界的真理,是至真妙道。而真理往往掌握在少数人手中,因此能掌握至真大道的人越来越少,正所谓"其曲弥高,和者弥寡",大道因而一天天地消逝。因为大多数人被眼界所束缚,所追求的道一天天地远离至真大道,最后走到细枝末节的小道上,并用细枝末节的小道来理解大道，一定会与至真大道所表达的内容相悖。这个过程也反映了传统哲学理念以及世界观的发展路径。在最开始伏羲女娲的远古文明时代，哲学观是处于至真妙道之上的，至于如何体悟到的我们不得而知，至少在老子所处的春秋战国时代还在。随着时代的发展，人们的认识逐渐仅局限在眼前，走向了逝和反的道路，所谓的反不是完全背离了大道，而是不在主流上，就像我们从一棵树的主干，逐渐走到了枝干、侧枝，到了每一片树叶上，我们理所应当地认为真理这棵树就是我们手里的树叶，失去了整体，目光像井底之蛙一样短浅。从伏羲、女娲一直到颛顼、炎黄，从文王到老庄，再到孔孟诸子百家，再到董仲舒、扬雄，再到葛洪、法藏，再到韩愈、朱程理学、张载关学、陆九渊、阳明心学、黄宗羲和王夫之……直到20世纪初西学东渐，碰撞出新的火花而百花齐放，一路走来，我们都没有脱离古圣先贤给我们找到的根源，实际上我们也从这个起点越走越宽，同时也越走越远。

西方的哲学发展因为出现了断代，古典与现代并没有一脉相承，因此主流的近现代哲学注定走的

第4章 划时空三生万物，分阴阳八卦生成

是一条平地起高楼的辛酸路，事实上也确实如此。从亚里士多德到尼古拉到哥白尼，到伽利略、笛卡尔，到唯物主义、唯心主义，再到黑格尔、马克思、尼采。随着时代的发展，人们对宇宙世界的认识不断完善。实际上我们从西方科学的发展过程也能看出来，从医学上单纯机械的生物模式到生物-社会-心理模式的建立；物理学上从牛顿的经典力学到天体力学，再到波尔的量子力学；化学上从物质守恒到能量守恒；数学上从平面几何到空间立体几何，线性代数到微积分等。科学在随着时代的进步不断发展，而科学的每一次进步，无数人可能就成了科学的祭品，可以说传统东方哲学的发展路径是下山的过程，西方哲学的发展路径是上山的过程。

一在上山，一在下山，终会相遇于一点，因此西方一些先行的科学家，首先登顶的人会推崇传统的中华文化与中国哲学，像老庄与孔子在西方世界备受尊崇。中国的古圣先贤为了提醒后人是从山顶而来，为后人画了许多示意图，我们拿着老祖宗画的示意图一路走来，却慢慢地忘记了山顶的风光，

丢失了文化中精髓所在，到了近现代更是迷惑在东西文化的选择中不能自拔。传统哲学因为走得太远，渐渐迷失在枝叶中，变成了"盲人"，因此我们要让东方智慧与西方文明相遇，寻回上古真人为我们总结的宇宙真理，做回看得见的健康人。

二、三维一体的时空宇宙观

《道德经》里说："天下万物生于有，有生于无。"又说："无，为天地之始，有，名万物之母。"这两句话表达的意义是相同的，无为天地之始，代表构成宇宙世界的至真妙道，有为万物之母，代表宇宙世界中的时空变化。四方上下谓之宇，古往今来谓之宙，四方上下代表空间，古往今来代表时间，所以宇宙就是时空一体，对于世间万物生命规律的认识，脱离不了我们生存感知的时空世界。

爱因斯坦同样认为我们的世界是由时间和空间构成的，关于时间和空间的关系，爱因斯坦在其著作《广义相对论》和《狭义相对论》中提出了"四维空间"的概念。所谓四维空间，就是在普通三维空间长、宽、高三条轴的基础上，加入一条时间轴，这是把时间和空间分别认识。就空间而言，无可否认这是一个由长、宽、高搭建的三维世界，那么我们不禁会问，四维空间的这条时间轴应该加在哪里呢？

在西方文化的传统观念中，把时间看成一条线，过去、现在与将来只不过是时间数字的叠加，与时间有关的任何事物包括生命或非生命的变化也都是一条线，因为时光一去不复返，往事只能回味。东西方文化产生分歧的根源就从这里开始，对于宇宙时空的哲学认识不同，进而导致了整个文化体系的分道扬镳。

从根源上来说，时间存在的意义是为了认识天体的运行，保证人与天地变化的同步性。地球自转一周为一日，一日分为昼夜十二时辰二十四小时；月球围绕地球公转一周为一月，一月当中共有29.5日，分朔望；地球围绕太阳公转一周为一个太阳年，一年当中共有365又1/4天，分为寒暑四时六气十二月和二十四节气，将这些天体运行产生的变化用时间表达出来，指导生产生活和生命规律，这就是历法的作用。因为日月轮转具有周而复始的特性，由此产生的时间变化也呈现周而复始的特点，一日分昼夜，日以继夜，夜以继日；一月分朔望，月缺而圆，月圆而缺；一年分四季，寒来暑往，暑往寒来。时间就是在这种循环往复的方式中前进的，一天之中从子时出发，又从另一个子时结束；一年之中从一个春分开始，回到另一个春分结束；一个甲子开始轮回，结束时又是一个甲子，而每一个结束又是一个新的开始。从子时开始又转回到下一个子时，这两个子时已经产生了质的不同，中间经过了一天的流逝，这说明时间不是在一个闭合的圆圈中循环，回到原点的，而是像螺旋一样重新出发，因此传统中国人的时间观念是轮回向前的，或者说是螺旋式向前的，因时间而产生的生命规律也是轮回向前的。对时间的认识反映出对宇宙结构的认识，时间是轮回向前的螺旋模式，代表天体的运行也是轮回向前的螺旋模式，月球围绕地球公转，公转周期为一月，地球围绕太阳公转，公转周期为一年，太阳同样围绕更大等级上的恒星运转，运转周期更长。月球围绕地球完成一个公转周期的同时，地球也在与太阳的公转过程中前进了一小步，而月球的公转会跟随地球的公转位置变化亦步亦趋，所以月球在前进过程中的运行轨迹就变成了螺旋型。地球的公转也是如此，在跟随太阳公转的过程中，与太阳的前进同步，运转轨迹同样呈现螺旋型，这个过程如同一位母亲带着儿女前行，儿女紧紧围绕在母亲身边，而母亲本身同样也是别人的儿女。除了公转之外，每级星体都存在自转变化，地球自转产生寒暑变化，太阳自转产生活动周期，不论时间前进还是天体运行，都呈现出一种立体螺旋结构的方式，这也就是河图洛书表达的意义。

时间的产生是由天体运动赋予的，因此时间的变化与天体运动中的空间位置变化是同步的，这时历法的作用就体现出来了。通过历法中的时间显示，我们可以了解在当下时空环境下，人与天体之间所处的位置关系，从而对生命规律产生重要的指导意义。比如一年中有二十四节气，在特定的节气点上，地球处在公转轨道的特定位置，此时地球、太阳以及月球之间的位置关系，对于生活在地球上的我们来讲意义重大，不仅仅体现在气候上。因此而言，三维宇宙的空间运动赋予了时间前进的三维立体螺旋模式，形成三维一体时空相合的宇宙观念，这不仅仅体现在大的宇宙天体运转方面，从我们生存的有形空间来讲也是这样。自然界中的很多事物都存在螺旋现象，与三维一体的宇宙模式如出一辙，比如藤类植物的螺旋生长、蜗牛以及海洋生物的螺纹现象、季节性洋流的往来以及物理学上磁电光波的能量传播方式，都是轮回向前的立体螺旋模式。空间内的螺旋现象并不是凭空出现的，而是随着时间的不断推进逐渐形成的，比如一棵植物在空间内的生命现象，是随着时间变化进行生壮老已的渐变过程。因此，我们有理由相信我们生活的三维空间也是一个三维一体的螺旋方式，三维一体的时间模式赋予了我们一个三维立体的生存世界。

三、太极生两仪

在传统中国人的观念中，时间与空间意义相同，是一种螺旋向前的前进，这种认识容易发现事物发展的规律性，"人生代代无穷已，江月年年望相似"。而西方文化中的时间与空间意义分离，是一种线性前进方式，这种认识容易发现事物发展的差异性，"年年岁岁花相似，岁岁年年人不同"。同一个世界，同样的时间，为什么会产生不同的认识呢？这两种认识之间又有什么关联呢？我们可以参考数学上的微积分思想来认识。在生活中，我们经常需要计算圆形的长度和面积，现在来说方便多了，利用圆周率和直径直接套用公式就出来了，那么在最开始没有圆周率的时代，古人是如何计算的呢？圆形不像方形那样直来直去，可以直接计算，它有一定的弧度，所以我们没法直接计算，于是我们利用微积分的思想，把圆弧无限细分下去，弧线就无限等同于直线，然后我们就可以进行计算了。时间前进是周而复始的螺旋向前，也是一种圆弧表现，借用微积分的思想，如果我们单独截取某一段来看，时间表现就接近直线，产生螺旋型和直线型不同认识的时间模式是因为两者的关注点不同。在三维一体时空体系的认知下，螺旋向前的时间观念可以发现事物发展的宏观规律，如果我们把宏观的时空不断分化，直线型的时间观念可以发现事物之间的差异，达到一种微观的科学认知。西方文化在这种微观哲学中发展下去，逐渐发展成一种理性思维、实证思维，步步推理论证，不断细化分科，形成现代西方的科学体系。传统中国文化是宏观思维，而西方文化是微观思维，两者关系就如同利用显微镜观察微生物，首先用低倍镜宏观认识微生物的全貌，然后用高倍镜微观观察微生物内部的生理结构，当然我们也可以先微观观察内部结构，再宏观认识微生物的全貌。东西方文化走的是方向相反的两条路，东方文化走的是自上而下的方向，而西方科学走的是自下而上的方向，不论走哪条路，认识世界都需要宏观与微观两套思维方式，两者缺一不可。

《易传》说："易有太极，是生两仪，两仪生四象，四象生八卦，八卦定吉凶，吉凶生大业。"

相传伏羲氏观天地变化而分阴阳，由阴阳而演化八卦，自此而有《易》，这是伏羲认识世界的思维方式。什么是太极呢？有整体就有太极，一座山有两面，向阳为阳，背阴为阴，这座山就是一个太极，而山的两面就分属阴阳。什么是阴阳呢？阴阳的概念最早来源于地理位置，山南水北为阳，阴阳就是把整体分两方面看。我们画一个圆，这个圆就是太极,从圆上的任意一点随着圆画弧线,必然是有去有来,这两个半圆就分属阴阳。武术上有种拳法叫"太极拳",为什么叫太极拳呢?以人体的生理结构认识,我们走路的时候左右两腿必然是一前一后,交叉前进的,这时左右两腿就互为阴阳,而两腿的协调状态就是太极;与此同时,两手臂与两足是上下协调,手足协调也是一种太极;四肢协调成为一个整体,这取决于躯干中内脏的协调,内脏与四肢的协调也是一种太极。手足上下相合,左右半身协调,同时躯干与四肢内外同步,人体的整个生理结构就浑然一体,成为一个圆,练出来的拳法就叫"太极拳"。因此传统武术要求"外三合"和"内三合",外三合为"肩与胯合,肘与膝合,手与足合",内三合为"心与意合,意与气合,气与力合",追求的都是一种阴阳协调的太极状态。

"一分为二,合二为一"的太极生两仪思想,这是传统哲学中认识世界的微观角度,是一种"证悟"方式。伏羲画卦的过程就是宇宙演化程序中的二进制,以不断地分化来认识宇宙大道,"太极"分化为"两仪",两仪中的每一仪又可以看作下个层次上的

"太极"，分化各自的"两仪"成"四象"，四象又分化为八卦。这个过程就如同生物学上认识的细胞分裂过程一样，一分为二，二变为四，最后衍生出复杂的人体结构。大而无外，小而无内，大到宇宙结构时空运转，小到细胞分子原子电荷，中间世界的万事万物，都可以用阴阳分化的微观思维来认识。我们伟大的领袖毛主席深得阴阳思维的精髓，结合马克思主义辩证法总结出矛盾论，矛盾两者看似对立，实则统一，对立为二，为阴与阳，统一为一，是为太极。

四、三生万物

在以分化阴阳的思想微观认识世界的时候，我们不禁会产生疑问，为什么从"太极"三分阴阳生到"八卦"以后，就可以"八卦定吉凶，吉凶生大业"了呢？八卦是不是可以继续向下再分化阴阳呢？冥冥之中有一个东西在控制着世界中的阴阳分化，就跟我们身体中的细胞分裂一样，都是有限制的，无限制的细胞分裂就变成了癌。限制我们无限分化阴阳认识世界的，就是我们生存的三维一体的宇宙世界，于是在微观认识的阴阳思想之外，还有一种宏观认识的思维，一种"顿悟"式跳跃思维，也就是"三生万物"的思想。

老子说："道生一，一生二，二生三，三生万物。"

前面介绍了传统哲学中三维一体的时空观念，一种多层次螺旋前进的宇宙生命模型，正如现代物理学认为构成世界的有三大要素——物质、能量与信息，三者缺一不可。传统哲学思想中也有"三宝"的认识——精、气和神，精、气、神一体称为"真灵"，所以讲"万物皆有灵"。我们有理由相信这是一个三维一体的宇宙世界，而构成这个宇宙世界的三要素，就是老子讲的"三生万物"。他限制着阴阳的分化，道生一，分化一次为阴阳；一生二，在阴阳的基础上再分化一次阴阳为四象；在已经分化两次阴阳的四象基础上再分化一次阴阳为八卦，这是二生三。在三维时空环境下，阴阳分化三次成为八卦，就足够认识这个三维宇宙世界，因此可以说"三生万物"，也可以说"八卦定吉凶，吉凶成大业"。

用数字公式表示：

$2^1 = 2$

$2^2 = 4$

$2^3 = 8$

或者：

阴 + 阳 = 太极

（阴 + 阳）^{1} = 两仪

（阴 + 阳）^{2} = 四象

（阴 + 阳）^{3} = 八卦

这就如同我们以长、宽、高三维坐标系来建立一个立体空间，同时将这个立体空间分成八部分，因为三维时空的局限性，限制了阴阳分化的次数。那么阴阳分化三次以后，还能像西方哲学认识的维度增加一样继续分化吗？当然可以。因为天外有天，人外有人，随着维度的增加，我们不断进入一个视野更大、层次更高的宇宙世界，但是不同于这种维度一维一维的增加，古人的哲学思维中对维度的进化方式是三进制的。

我们生活的是一个三维空间，由三要素构成的世界，三者缺一不可。因此这个世界只有两个选择，要不一生出来就是一个三维时空的存在，要不就不存在，没有第三种选择，现实世界中没有一维、二维的存在或者精、气、神不全的存在。在宇宙观念中，我们强调三维的一体性，因为现实中没有一二三的演化过程，所谓的一维二维只存在于理论中，从三维一体中解剖出一维二维，可以让我们更清晰地认识三维一体，就如同人体结构一样，一生下来就是一个整体，器官不能脱离人体单独存在，将人体解剖出器官认识，是为了人体生理系统的整体性。因此限制阴阳分化的三生万物思想，代表的是"一分为三，合三为一"的三维一体，这就是伏羲氏八卦的高明之处。先天八卦图与后天八卦图均为三爻卦，没有阴阳卦，没有四象卦，生出来的就是三维一体的三爻卦，而老子所谓的一生二，二生三的过程，也只是为了用生化过程来认识三维一体的宇宙时空。我们东方哲学中阴阳演化方式不像西方哲学认识的维度那样一层层地增加，而是三维一体的跳跃式增加，也就是说三维宇宙下一步没有演化成四维宇宙，而是直接跳到六维宇宙中，而所谓的四维、五维只是用来认识六维宇宙的。因此周文王在推演卦象时直接从伏羲三爻卦跳到六爻卦，推演出六十四卦，中间没有经过四爻五爻的卦变过程。我们还是用天体运动来理解宇宙时空的跳跃性，月球、地球、太阳等天体有规律的运行赋予我们时间的意义，而他们的运行方式都是三维螺旋式的。地球一圈圈自转，产生了一个以日为单位的三维时间螺旋；而月球围绕地球做螺旋运动，产生了一个以月为单位的三维时间螺旋；地球、行星围绕太阳做螺旋运动，产生了一个年单位的三维时间螺旋；太阳的自转和公转必然会形成比年单位更大的三维时间螺旋，宇宙系统在一级一级的天体螺旋运动中构建，形成一级一级的时间螺旋。如果以日单位形成的时间螺旋为三维，无数个日单位螺旋构建成的这条链又形成一个月单位的三维螺旋，这就构成了一个六维时间螺旋。而多个月螺旋链接又构建了一个三维年螺旋，这就构成了九维时间螺旋……也就是说三维一体的时空螺旋是构成宇宙的基本单位，每一个三爻卦都是一个完整的时空模型，不同等级上的立体螺旋不断叠加之后，就形成了浩瀚的宇宙。宇宙就在

第4章 划时空三生万物，分阴阳八卦生成

这样一个大而无外、小而无内的叠套螺旋结构中维持着、运动着，而我们生活的时空环境，只是整个宇宙结构中的一小环节。

我们像沧海一粟那样渺小，但总想把整个宇宙世界一点点地剖析清楚，找到宇宙的尽头，找到世界的最大和最小，就是现在科学研究走进的死胡同。正如庄子说"吾生也有涯，而知也无涯。以有涯随无涯，殆已！已而为知者，殆而已矣！"虽然我们不可能认识整个宇宙世界的全部，但是可以认识宇宙世界的构造方式，举一反三就相当于认识了宇宙世界，而对于宇宙世界构造方式的认识，需要从微观和宏观两个角度出发。对于微观世界的认识，从"一分为二，合二为一"的阴阳思想来分析，对于宏观大局的认识，从"三生万物"思想来分析。只有将宏观和微观两个角度两种思维结合起来，我们才有可能看到一个立体多元的整体世界，才有可能认识到宇宙世界的至真妙道。这就好像走路一样，需要两条腿协调我们才可以走得更稳、走得更快，如果缺一条腿，我们还是可以继续往前走，但是势必会走得很艰辛。

第5章 河洛生成阴阳数，八卦推演先后天

一、先天八卦与后天八卦

今天我们来聊一聊八卦，这个八卦可不是明星琐事的"八卦"，而是我们传统文化中一套精髓的哲学符号，可以说是中华文明的开端。那么这两个八竿子打不着的事情怎么会联系到一起，或者说明星的花边新闻怎么会跟深奥的哲学符号产生联系呢？卦象是占卜用的，因此用卦象表达事物之间的联系性，所谓错综复杂，像网络一样构建一个联系图，就跟明星的花边新闻一样。

卦有两种，三爻卦和六爻卦，即所谓的伏羲八卦和文王六十四卦，至于没有四爻、五爻以及其他卦象，是由于我们生存的三维一体的宇宙时空。因为六爻卦是一个更大的天地，而我们分析卦象是为医学服务的，以三爻卦所设定的时空范围足够分析，

不必涉及六爻卦。其实不止医学，就我们所生活的时空内的大多数事物而言，三爻卦足够应付，如果以后有机会牵扯到五运六气的内容，我们再详细介绍一下六爻卦。伏羲八卦中每一个卦象都有上、中、下三个爻位，分别代表三才"天""地"和"人"，体现的是"一分为三"的三生万物思想。上爻为天，代表时间因素；初爻为地，代表空间因素；中爻为人，代表人为控制因素。而每一爻位的爻象表现可以有阴爻和阳爻两种形式，阴爻用"— —"表示，阳爻用"——"表示，体现的是"一分为二"的阴阳思想，三个爻位与两种爻象随机自由组合形成八种卦象，代表以宏观思想与微观思想结合认识宇宙时空，因此八卦中的每一个三爻卦都代表着一个三维一体的时空环境。

乾三连，坤六断。

震仰盂，艮覆碗。

离中虚，坎中满。

兑上缺，巽下断。

第5章 河洛生成阴阳数，八卦推演先后天

有人说八卦是起源于伏羲时代的天气预报符号。古代社会以农业生产为主，靠天吃饭，所以必须要预先知晓天气状况，需要有些人专门研究天象变化，掌握自然规律以期能预知天气，就像诸葛亮借东风一样。在天气预测完成以后就要广而告之，但是古代社会信息传递不像现在这么发达，五分钟的天气预报就完事了，于是古人就借用简单的符号传播天气情况。阳爻代表太阳光，阴爻代表水气，比如大晴天就画个乾卦，刮风就是巽卦，打雷就是震卦……我们没法去考证其准确性，但是这种认识有一定的道理，这种对天气中热量和湿度的直观感受可以让我们更好地体会阴阳。

八卦按照一定的顺序排列就是八卦图，历来流传的八卦图有两种，当然在流传中也有很多其他图类，我们无法考证，只讨论广泛认可的两种，即先天八卦图和后天八卦图（图5-1），这两种八卦图的排列代表着什么呢？

在宋代以前是没有先天八卦和后天八卦的不同体系区分的，经过邵康节的演化以后才有了先天和后天的区别。他在继承陈抟老祖道学的基础上，将

先天八卦图　　　　　　　后天八卦图

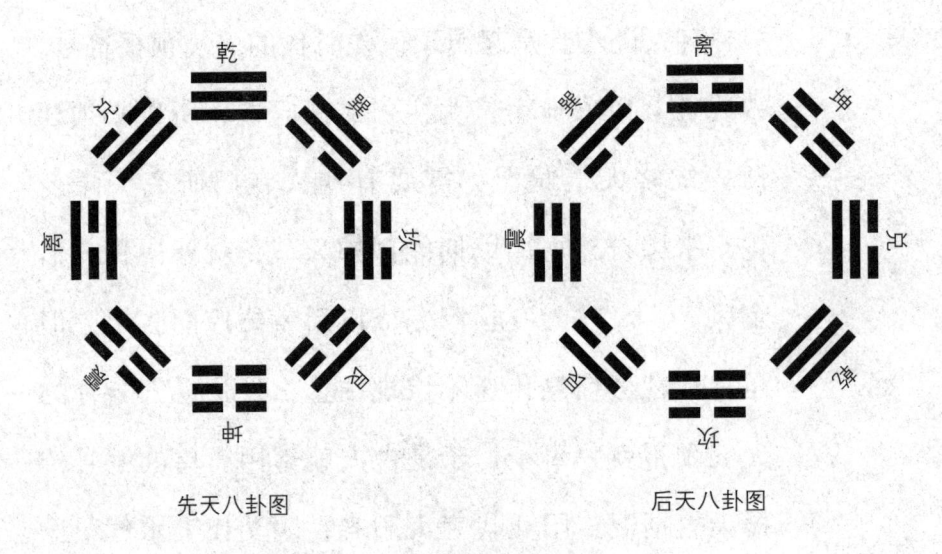

图 5-1　先天八卦图与后天八卦图

由一分为二而来的"天地定位"八卦位图称为先天八卦，又名伏羲八卦，把《易传·说卦传》中"帝出乎震，齐乎巽，相见乎离，致役乎坤，说言乎兑，战乎乾，劳乎坎，成言乎艮"一段讨论八卦的画图称为后天八卦图，又名文王八卦。后来因朱熹《周易本义》采用邵康节的说法和卦图，才使得先天和后天八卦的说法广为流传。

很多人都会认同八卦的理法来源于河图洛书，但是这种传承关系是怎样的，可能就说不太清楚了。在前面"河图洛书藏奥秘，三维立体双螺旋"一章中，我们大概介绍了河图洛书的理法，本章中我们要做的就是沿着研究河洛理法的路径，阐释如何由河洛的数理升华为先后天八卦图理的过程，以及它们之间存在的关联。

二、先天八卦生成

八卦中的每一个卦象都有初、中、上三个爻位，初爻有阴阳，中爻有阴阳，上爻有阴阳，三分阴阳象征天、地、人三才合一，三生万物。卦象中三爻位的阴阳关系来源于河洛中数理的阴阳关系，河图洛书都是由1、2、3、4、5、6、7、8、9、0十个数字组成的数理图形。这十个数字在未形成河图洛书之前，其中就蕴含三爻卦中的三分阴阳的思想。

数理以奇偶分阴阳，1、3、5、7、9为阳，2、4、6、8、0为阴。以奇偶分阴阳犹如天与地，水与火，气与血，万物以天地之气生，四时之法成，所以河图讲"天一""地二""天三""地四""天五""地六""天七""地八""天九""地十"。

数理以生成分阴阳，1、2、3、4、5为生数，6、

7、8、9、0为成数，生数、成数分阴阳，就如同小孩与成人，根茎与枝叶，脏腑与经脉。生成关系在河图中的表达就是内外关系，外为阳，内为阴，天一生水在内，地六成之在外。天三生木在内，地八成之在外……

数理以多寡分阴阳，虽然1与3同为奇数属阳，1之阳性相较3之阳性就显得不足，同样，2与4同属阴，2之阴性相较4之阴性就弱。以数之大小变化，来表达阴阳属性的强弱，就如同太极图中双鱼的消长变化一样。

我们将数理当中的三种阴阳关系用阴阳爻表示出来，就形成了卦象，三分阴阳形成了八卦。天地造物经过了太极—两仪—四象—八卦的三生万物的衍生过程，将这个过程用阴阳爻在平面上排列演示出来，就得到了先天八卦的卦序（图5-2），我想这应该是伏羲画卦依据的基本原理。如果将这个衍生过程用从内向外的图形方式演示，那就是先天八卦图。

首先将先天八卦图分左右两半认识，以图5-3中A线为准，左边四卦乾、兑、离、震的初爻是相同的，都是阳爻，这是左边四卦的共同联系；右边

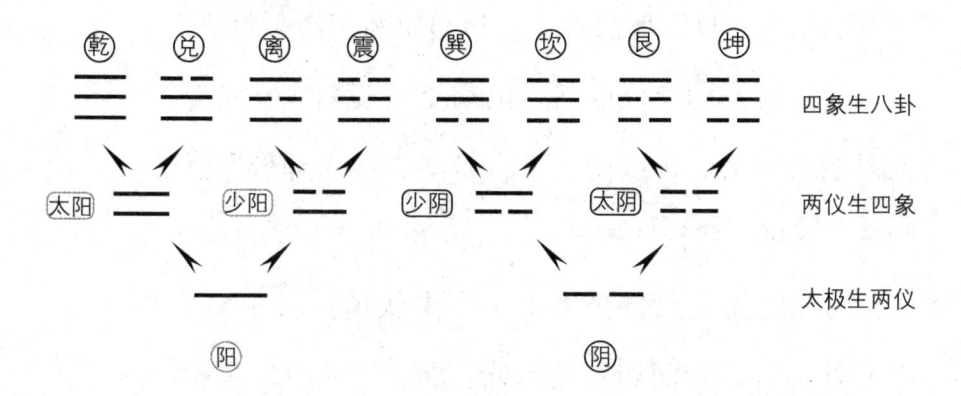

第5章 河洛生成阴阳数，八卦推演先后天

图 5-2 先天八卦图形成过程示意图

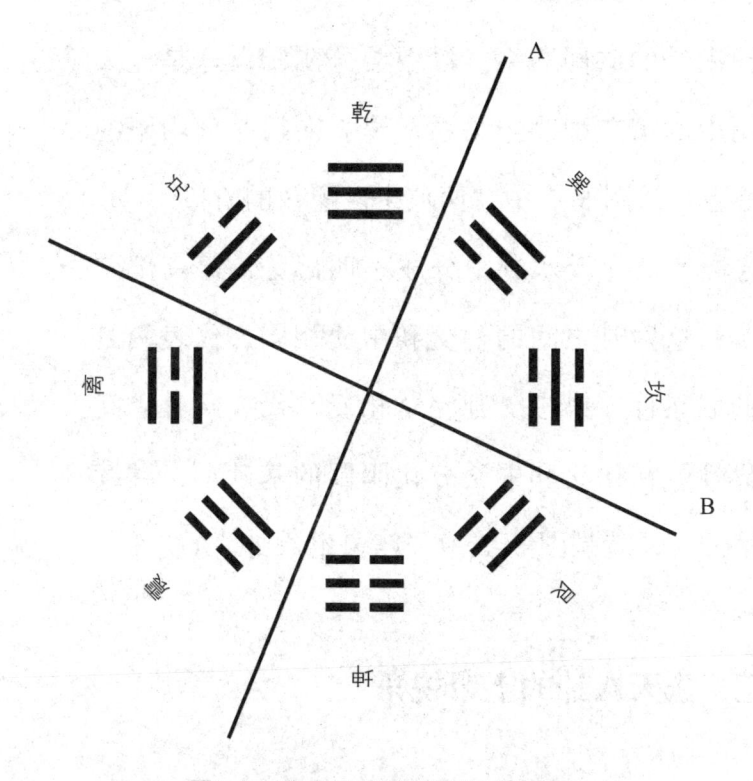

图 5-3 先天八卦图阴阳关系示意图

121

四卦巽、坎、艮、坤的初爻也是相同的，都是阴爻，这是右边四卦的共同联系。以初爻分阴阳，是先天八卦图中的第一种阴阳关系，是图5-2八卦衍生过程中"太极生两仪"的阶段。

同样将先天八卦分上下两半来认识，以图5-3中B线为准，上面四卦兑、乾、巽、坎的中爻是相同的，为阳爻，这是上面四卦的共同联系。下面四卦离、震、坤、艮的中爻也是相同的，为阴爻，这是下面四卦的共同联系。以中爻分阴阳，这是先天八卦图中的第二种阴阳关系，建立在初爻分阴阳的基础之上，是图5-2中"两仪生四象"的阶段。

这样就把先天八卦图分成了四部分，每一部分有两卦，这两卦之间的初爻和中爻相同，代表两卦之间的联系性，第三爻则完全相反，代表两卦之间的差异性。在初爻和中爻分化阴阳的基础上，继续分化第三爻，就是图5-2中"四象生八卦"的过程。

三、先天八卦的上帝视角

现实中八卦之间的关系错综复杂，任意两个卦象之间都存在联系性和差异性，我们将八卦之间的三爻关系图画出来，就得到图 5-4 或者图 5-5。

在图 5-4 和图 5-5 中，横向关系上的两卦之间中爻和上爻爻象相同，初爻相反，如兑和坎、乾和巽、离和艮、震和坤；纵向关系上的两卦之间初爻和上爻爻象相同，中爻相反，如兑和震、坎和坤、巽和震、乾和离；斜向关系上的两卦之间，初爻和中爻爻象相同，上爻相反，如乾和兑、离和震、巽和坎、艮和坤。从平面图上看图 5-4 和图 5-5 是不同的，但是如果将其看作立体图，那么这两幅图就是相同的（图 5-6）。

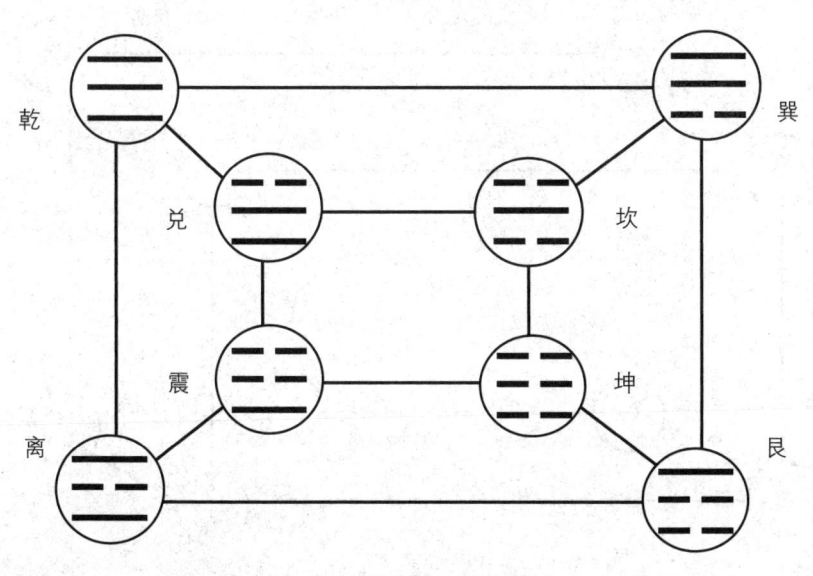

图 5-4　八卦之间的三爻关系图（一）

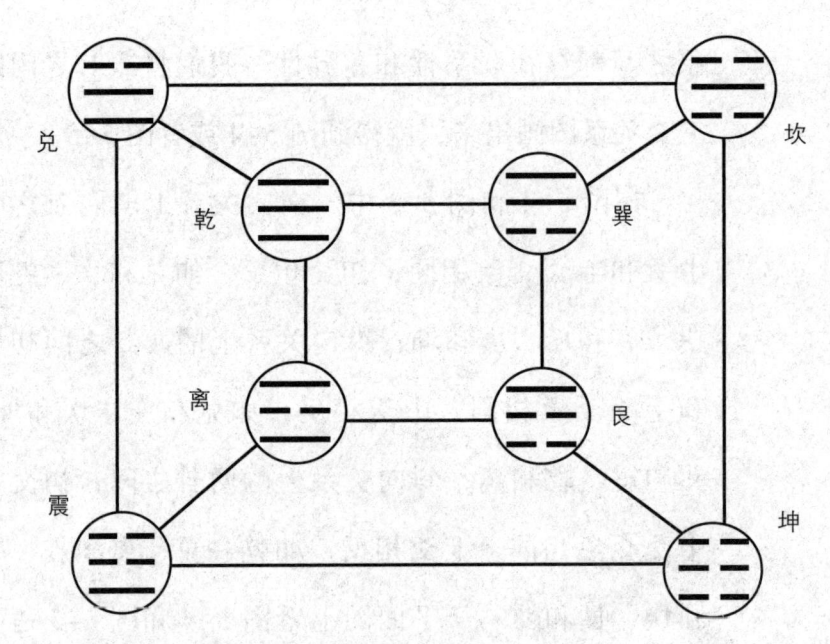

图 5-5 八卦之间的三爻关系图（二）

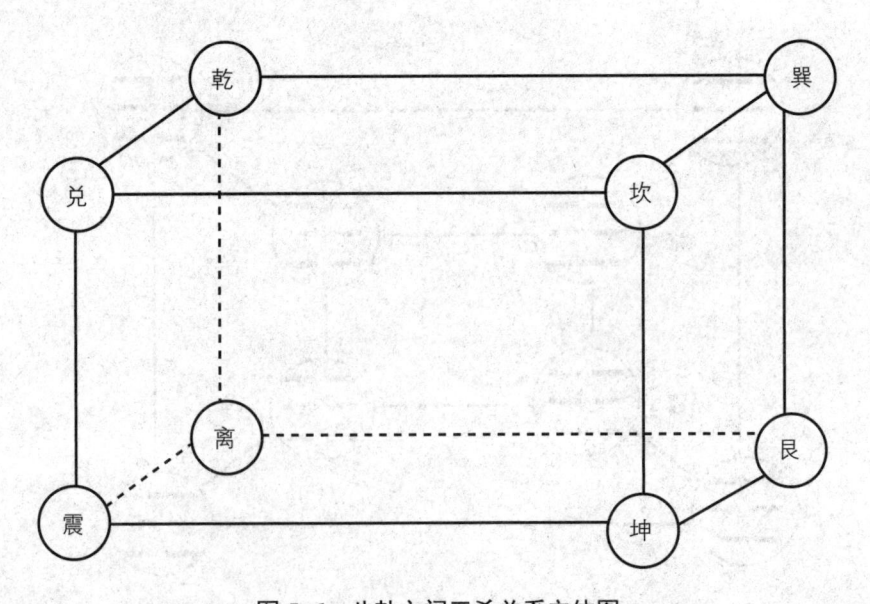

图 5-6 八卦之间三爻关系立体图

第 5 章 河洛生成阴阳数，八卦推演先后天

由此可见，先天八卦代表的是一种空间内的排列顺序，以这个空间的中心点为坐标原点，建立起 x、y、z 三条轴的空间坐标系，三条轴分别代表八卦的初爻、中爻和上爻，以每条轴的正反两个方向代表爻象的阴阳属性，三条轴将整个大空间分为八个小空间，代表八卦（图 5-7）。

这样我们把八卦从平面放到立体上认识，八卦之间的关系就容易理解了，每条轴代表三生万物过程中的一次分化阴阳，也代表着八卦之间的联系性。

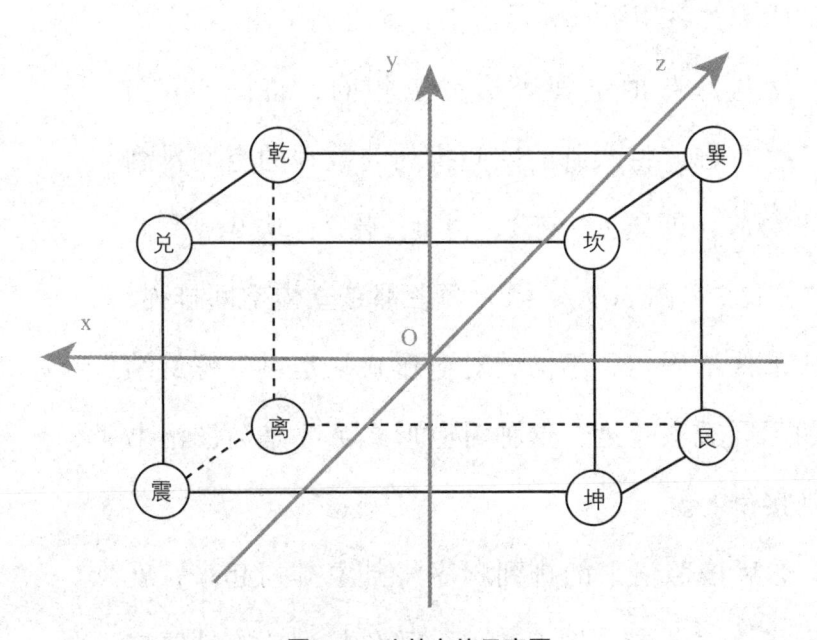

图 5-7 八卦立体示意图

因为八卦由三条轴分化而成，同处于一个大的空间之内，彼此之间的关系必然是剪不断理还乱。在先天八卦平面图中，透过中心点两两相对的两个卦象，三爻阴阳属性相反，代表事物之间完全相反的属性，从立体图上我们就可以看出，这是透过原点对称的两个空间，所谓"天地定位，山泽通气，雷风相搏，水火不相射"。

实际上八卦的空间排列原理与河图洛书的数理排列原理是相同的，先天八卦的天地定位角度就是洛书对双螺旋的侧视角度。如果我们将河洛数理之间的阴阳关系用图画表示出来，就得到了图5-8。

这与八卦的空间表达完全相同，将图5-6与图5-8重合，将八卦的空间排列与数理的空间排列一一对应，即震6，离1，兑8，乾3，坎9，巽4，坤7，艮2（图5-9）。因为两者都是立体空间排列，对应形式不确定，不同的对应形式只是对双螺旋结构的不同观察角度，这种对应形式下才是河图洛书的观察角度。

然后按照洛书的排列顺序将卦象排列起来，就得到了洛书八卦（图5-10），而洛书八卦的卦序排

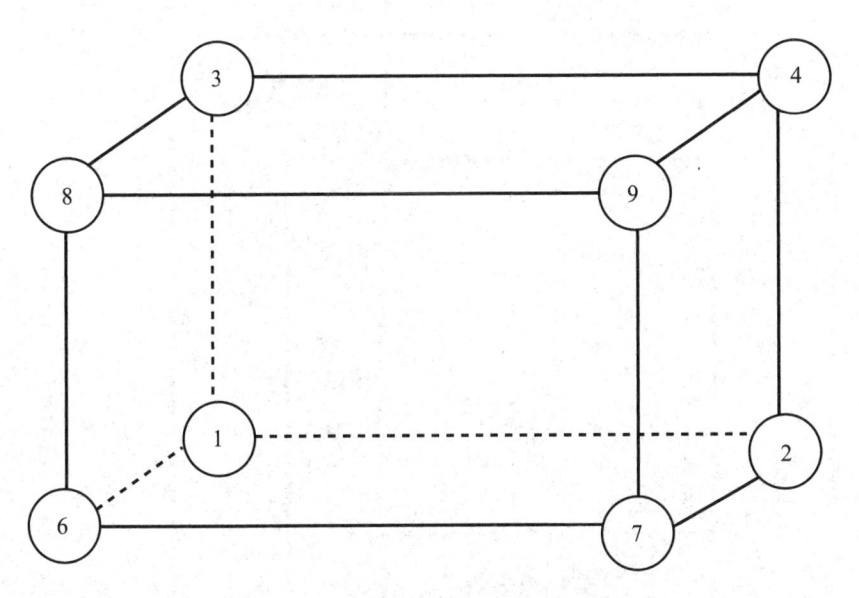

第 5 章 河洛生成阴阳数，八卦推演先后天

图 5-8 河图洛书数理关系立体示意图

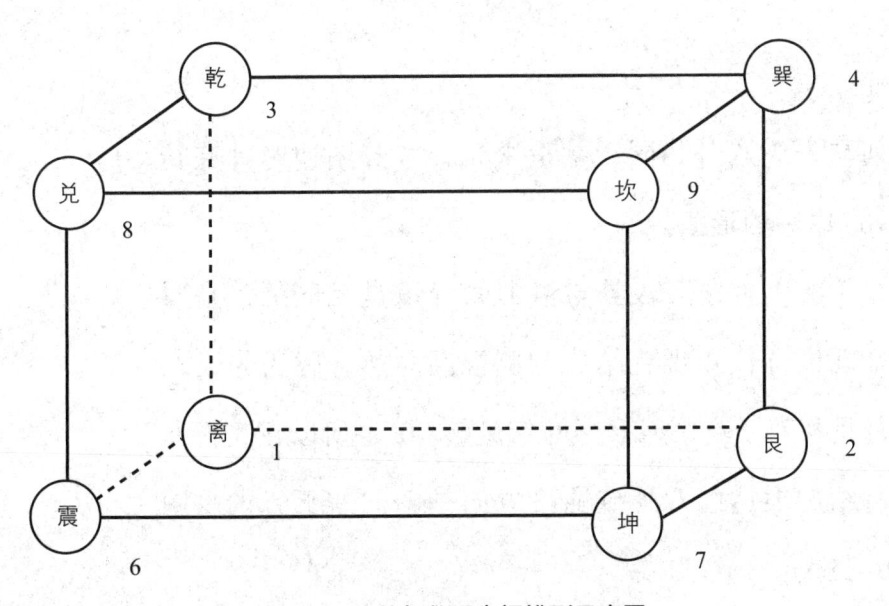

图 5-9 八卦与数理空间排列示意图

127

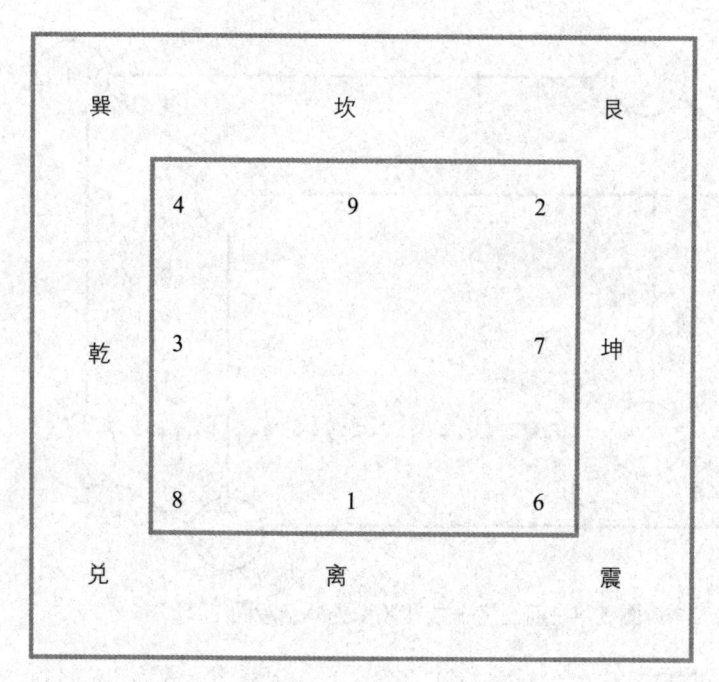

```
┌─────────────────────────────────┐
│  巽        坎        艮          │
│    ┌─────────────────────┐     │
│    │  4      9      2    │     │
│    │                     │     │
│ 乾 │  3             7    │ 坤  │
│    │                     │     │
│    │  8      1      6    │     │
│    └─────────────────────┘     │
│  兑        离        震          │
└─────────────────────────────────┘
```

图 5-10　洛书八卦图

列与先天八卦相同，是正常先天八卦图逆时针旋转 90° 以后的形象。

这说明先天八卦与洛书的视角是相同的，是对空间内立体双螺旋结构的侧视图表达，因为先天八卦是相对于洛书八卦顺时针旋转 90°，所以在先天八卦图中表达的双螺旋前进方向是朝向右下方的（图 5-11）。

洛书中透过中心相对的数字相加十，正如先天

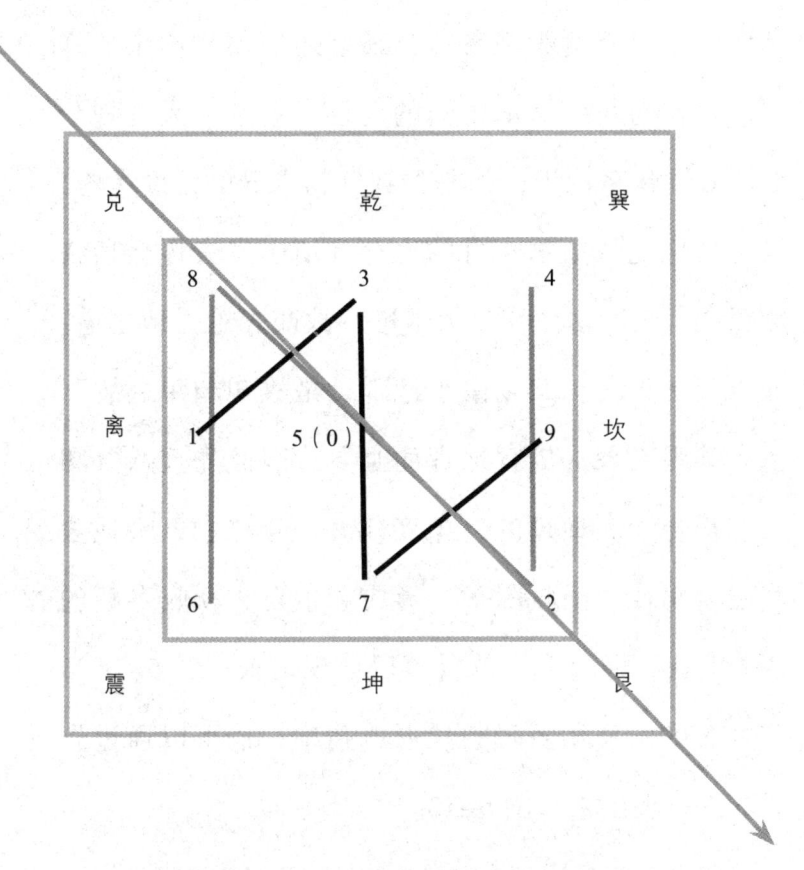

第5章 河洛生成阴阳数，八卦推演先后天

图 5-11 先天八卦图双螺旋前进方向示意图

八卦中透过中心相对的两卦爻象完全相反。洛书在前进过程中的螺旋翻折，1（6）→3（8）→5（0）→7（2）→9（4）与先天八卦卦序中的螺旋翻折相同，于是八卦图象排列与河图洛书的数理表达完美融合。

先天八卦图中的乾坤定位视角与洛书中立体双螺旋的侧视表达相同，都是上帝的视角，一种旁观

129

者的姿态。所谓旁观者清，最能还原事物本来的样子，就如同我们认识中药的药性，不是从人为划分的功效性味来认识，而是站在植物本身的角度考虑，设身处地地从植物本身的生存环境出发去体会植物的想法。正所谓"易与天地准，故能弥纶天地之道。仰以观于天文，俯以察于地理，是故知幽明之故"，圣人仰观天象，俯察地理而画卦，因此先天八卦图一定符合天文地理的气象变化。一年之中，天地之气阳生阴长，阳收阴藏，形成春生夏长秋收冬藏的四季变化，通过先天八卦可以体现出来（图5-12）；一月之中，月相阴晴圆缺形成朔望，也可以通过先天八卦体现出来（图5-13）。

四、八卦的阴阳属性与河洛卦变

前面我们是从爻象阴阳属性的角度分析，现在从卦象阴阳属性的角度进行分析。在这里我们首先要明白一个问题，那就是八卦的卦象阴阳属性是如何分出来的。

孔子在《说卦传》中说："乾，天也，故称乎父。

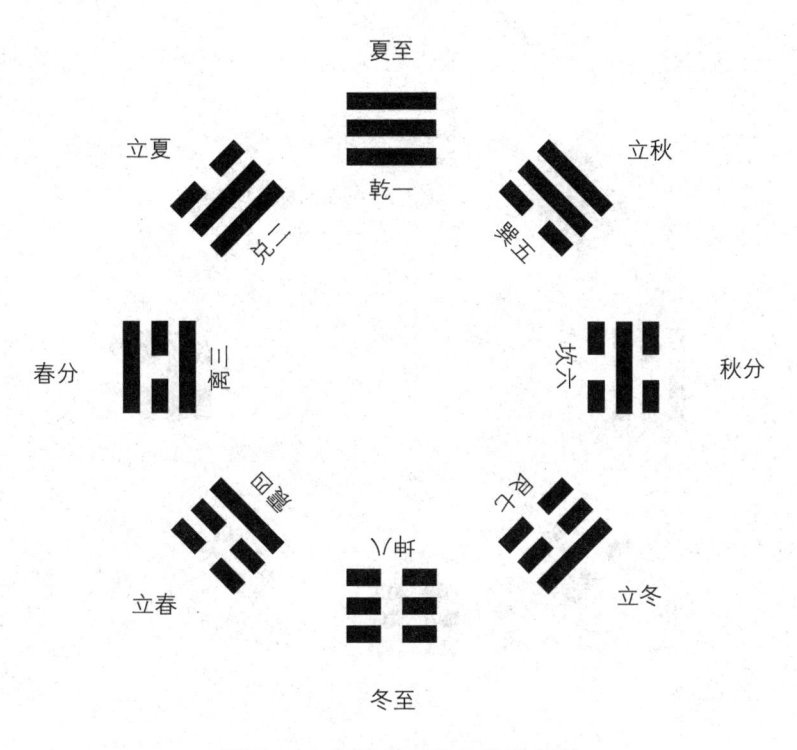

第 5 章 河洛生成阴阳数，八卦推演先后天

图 5-12 四季变化的八卦示意图

坤，地也，故称乎母。震一索而得男，故谓之长男。巽一索而得女，故谓之长女。坎再索而得男，故谓之中男。离再索而得女，故谓之中女。艮三索而得男，故谓之少男。兑三索而得女，故谓之少女。"

邵子曰："乾统三男于西北，坤统三女于西南，乾、坎、艮、震为阳，巽、离、坤、兑为阴。"

乾卦三爻为阳，属于纯阳卦，坤卦三爻为阴，属于纯阴卦，两卦的阴阳属性是没有疑问的，在剩下的

131

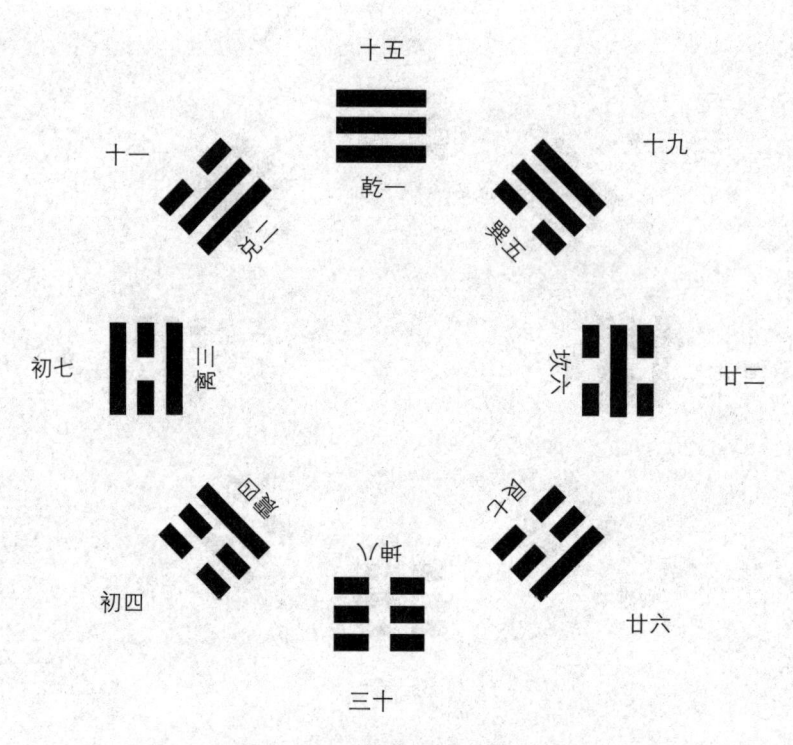

图 5-13　月相变化的八卦示意图

六卦中，坎、艮、震三卦组成都是两阴爻一阳爻，属性反而为阳，巽、离、兑组成都是两阳爻一阴爻，属性反而为阴，这该如何理解呢？以震一索而成阳为例解释，乾坤交媾而生六卦，乾坤如父母六卦如子女，坤卦索乾卦的初爻而成震卦，震卦与坤卦的中爻与上爻相同，初爻不同，因此造成震卦与坤卦属性不同的关键就在于震卦初爻的阳爻，而这一阳爻正好反映了乾卦初爻的属性，因此震卦的属性就是对乾卦初爻属性的反映，故为阳卦。同样的道理，坎卦反映第二爻，艮卦反映第三爻，这在现代科学中的研究方法叫控制变量。三阴卦也是这样理解，故曰乾、坎、艮、震为阳，巽、离、坤、兑为阴。

我们从空间八卦的角度来分析，任一卦象都有其他四卦与之形成相对阴阳，比如坎卦，与之相关的巽、兑、坤分别有一爻不同，与坎卦透过原点相对的离卦则三爻完全不同，因此相对于坎卦来说，与之成相对阴阳的卦有四——巽、兑、坤和离。我们把八卦中每一卦的相对阴阳关系都标记出来，与乾卦成相对阴阳的卦象有四：巽、兑、离和坤；与艮卦成相对阴阳关系的卦象有四：巽、离、坤和兑；与震卦成相对阴阳关系的卦象有四：离、坤、兑和巽；与巽卦成相对阴阳关系的卦象有四：乾、艮、坎和震；与离卦成相对阴阳关系的卦象有四：乾、震、艮和坎；与坤卦成相对阴阳关系的卦象有四：坎、艮、震和乾。我们发现无论以哪一卦为基础看，都是乾、坎、艮、震与巽、兑、离、坤阴阳相对，因此这也是我们将卦象分阴阳认识的基础，乾统坎、艮、震三卦为阳，坤统巽、离、兑三卦为阴。

在先天八卦与洛书的对应关系中，卦象与数字一一对应，即离1、艮2、乾3、巽4、震6、坤7、兑8、坎9，将这个对应关系用河图的形式表达出来，可以得到河图八卦（图5-14）。如果将卦象的阴阳属性分列出来，图5-14中隐藏着一个卦象版的河图，这个卦象版河图的形象由数理版河图形象顺时针旋转90°而成。

先天八卦与洛书的表达相同，都是对双螺旋结

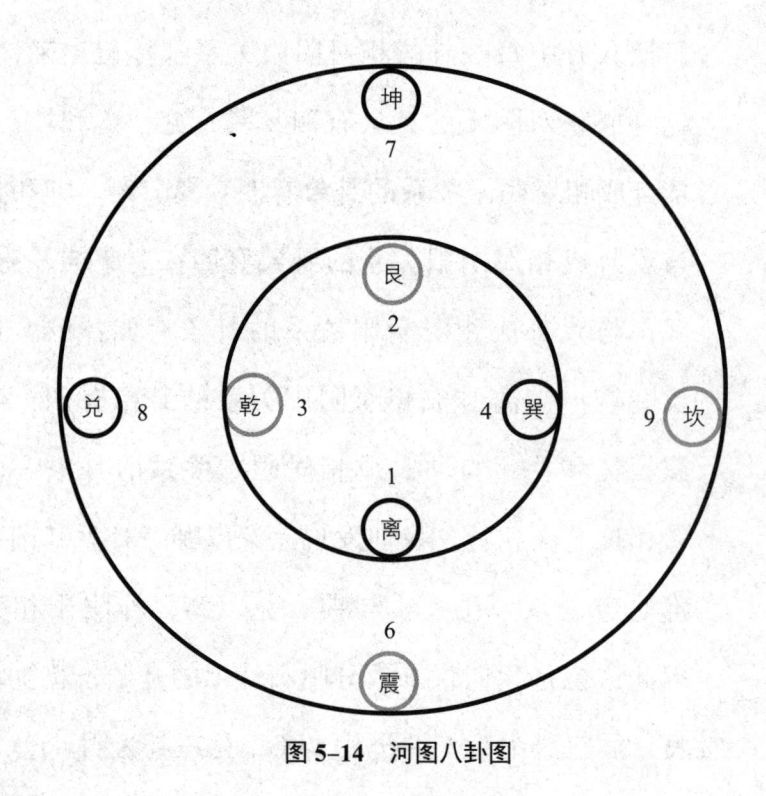

图5-14 河图八卦图

构侧视图的观察，而先天八卦的排列表达相比于洛书八卦的排列表达顺时针旋转90°，这说明先天八卦对双螺旋的观察视角发生了90°的旋转。而河图是对双螺旋结构的正视图表达，洛书是对双螺旋结构的侧视图表达，于是在图5-14中，河图八卦对双螺旋的表达形象相比于河图相应地发生了90°的顺时针旋转。

双螺旋结构是立体前进，连绵不绝的，如果从宏观的整个螺旋结构来看，观察视角发生90°偏转，并不影响对整个双螺旋结构的表达。因此我们将河图八卦逆时针旋转90°，这就与河图的表达相同，将两者重合，根据卦象的阴阳属性与数理中的阴阳属性再次将数字与卦象一一对应，分别为乾1、巽2、艮3、离4、兑6、坎7、坤8、震9，这时卦象的阴阳属性与数理的阴阳属性相同就是卦象版河图（图5-15）。

如果依据这种对应关系，再将卦象按照洛书数理排列起来，就可以得到卦象版洛书（图5-16）。

图5-15和图5-16是用卦象的阴阳属性来代替数理的奇偶阴阳属性，用卦象分别表示河图和洛书，

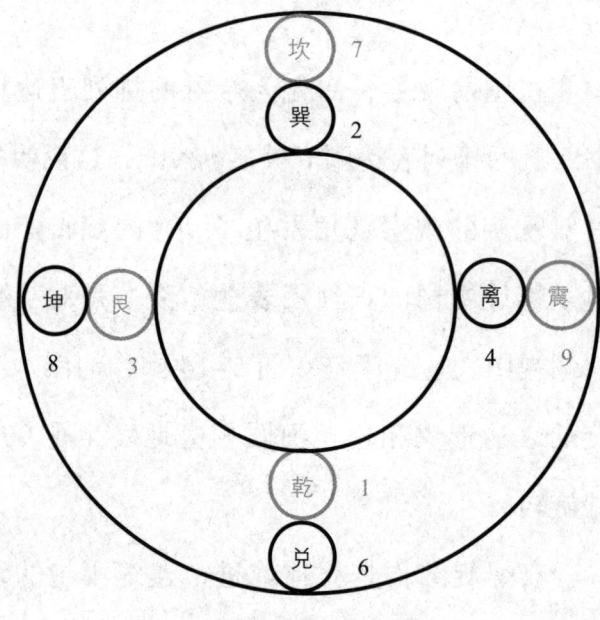

图 5-15 卦象版河图

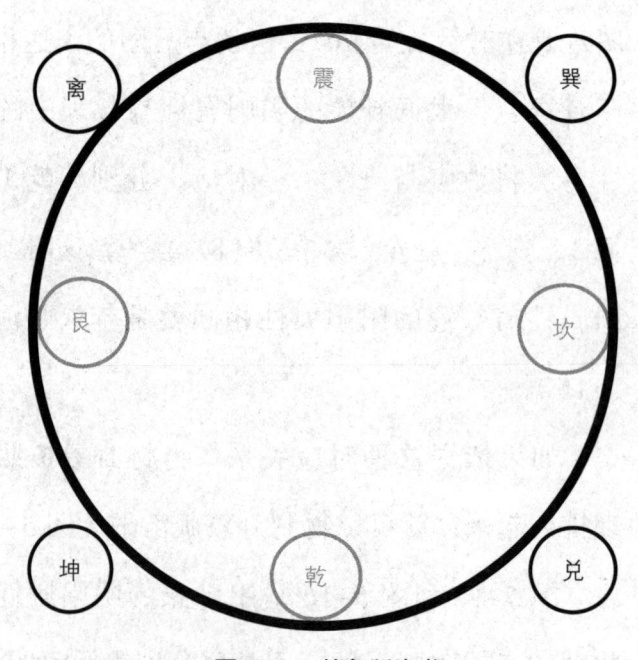

图 5-16 卦象版洛书

在这个视角下，卦象版河图洛书表达出的双螺旋结构如图 5-17 所示。

图 5-17 中表达的立体螺旋结构可以用平面表示（图 5-18）。因为双螺旋结构是无限延伸的，将螺旋结构延伸出去用平面表示出来，这里面也包含了先天八卦的卦序（图 5-19），说明卦象版河图洛书与数理版河图洛书是对双螺旋结构不同节段的观察（图 5-20），这是由于对双螺旋的观察视角旋转 90° 造成的。

五、后天八卦的人文视角

如果我们将图 5-18 中双螺旋结构阴阳两条链的卦象顺序分别表示（图 5-21），则阳链为乾、艮、坎、震，阴链为巽、离、兑、坤，这有可能就是中天八卦的顺序，且待研究，我们暂且称之为中天八卦。这时我们对双螺旋结构的观察视角发生了变化，从跳出螺旋结构之外的侧视图上帝视角，转换到了进入螺旋结构中的人文视角。

先天八卦图是以乾坤为经、离坎为纬的坐标认

中医修习录（一）：古典中医哲学原理

或者

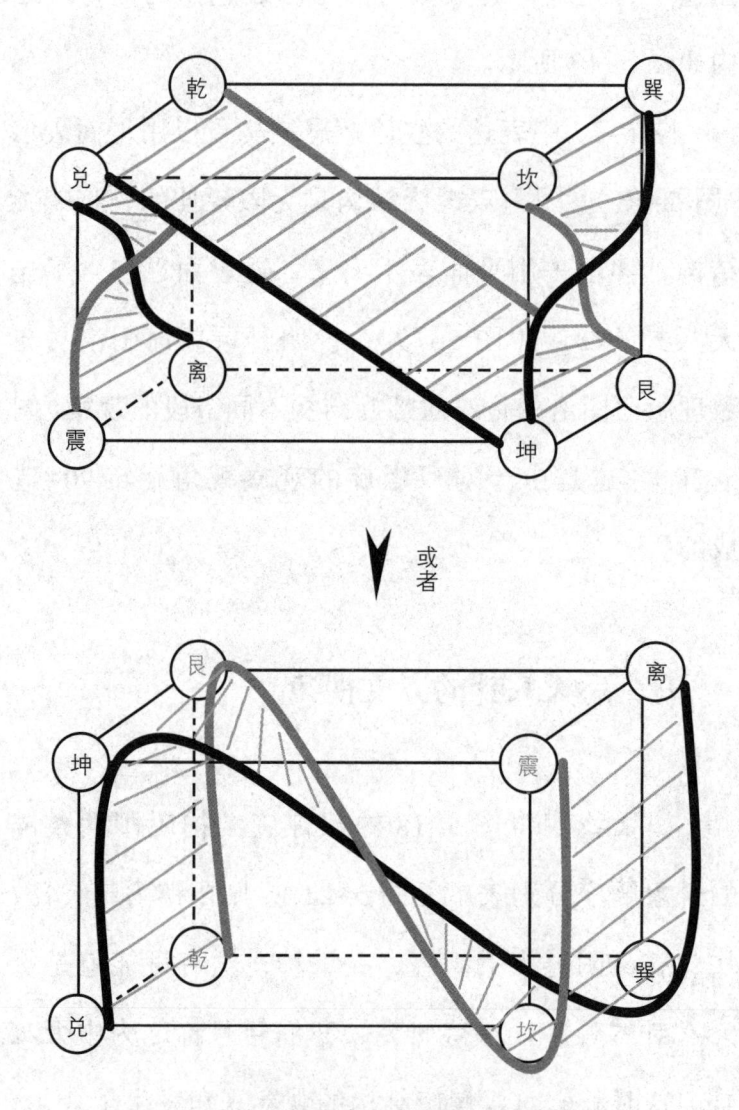

图 5-17　卦象版河图洛书表达的立体双螺旋结构

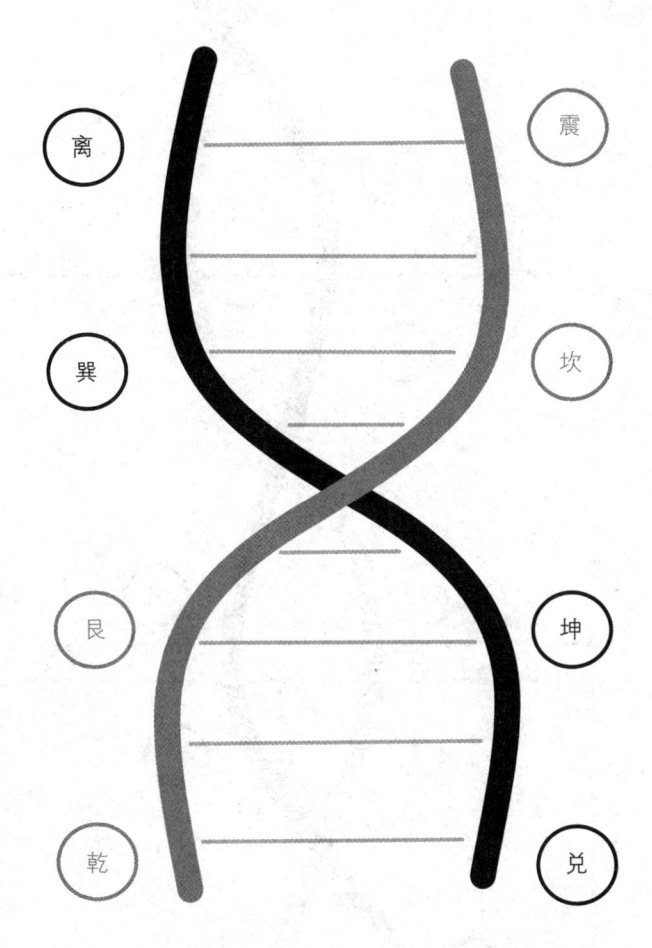

第 5 章　河洛生成阴阳数，八卦推演先后天

图 5-18　卦象版河图洛书表达的平面双螺旋结构

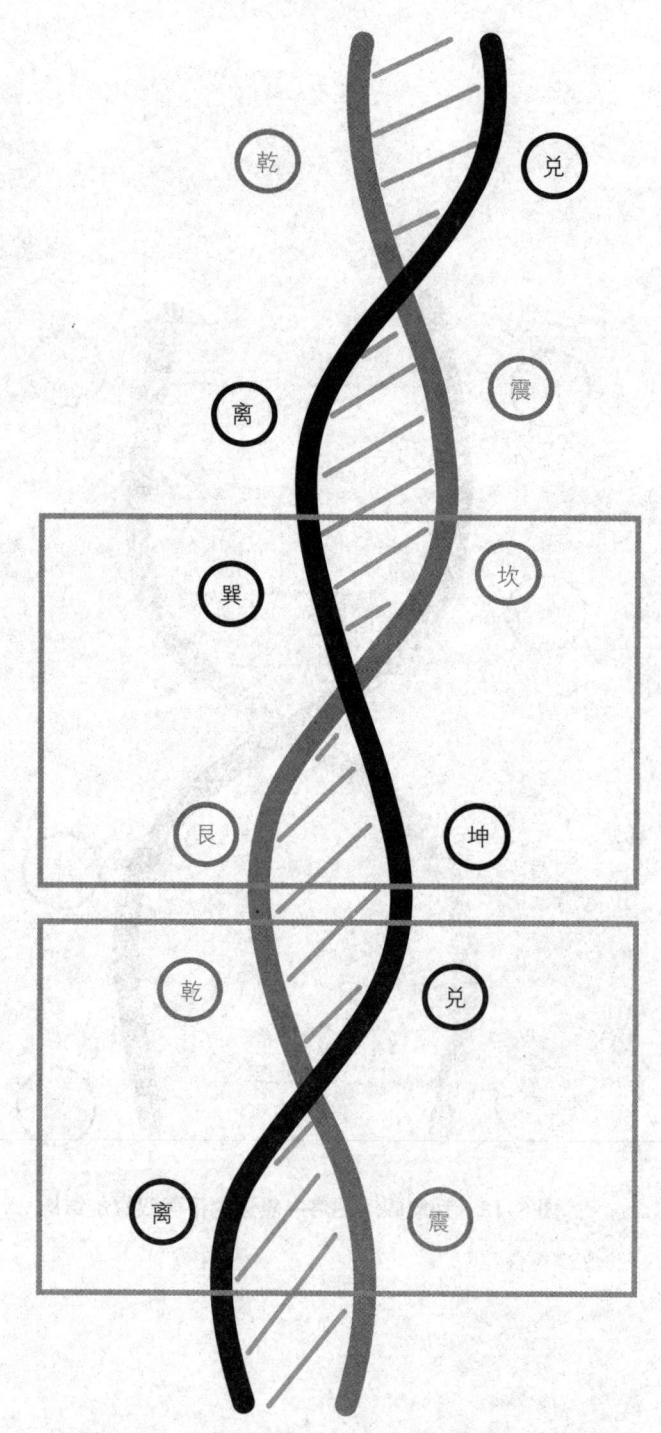

图 5-19 卦象版河图洛书中先天八卦卦序示意图

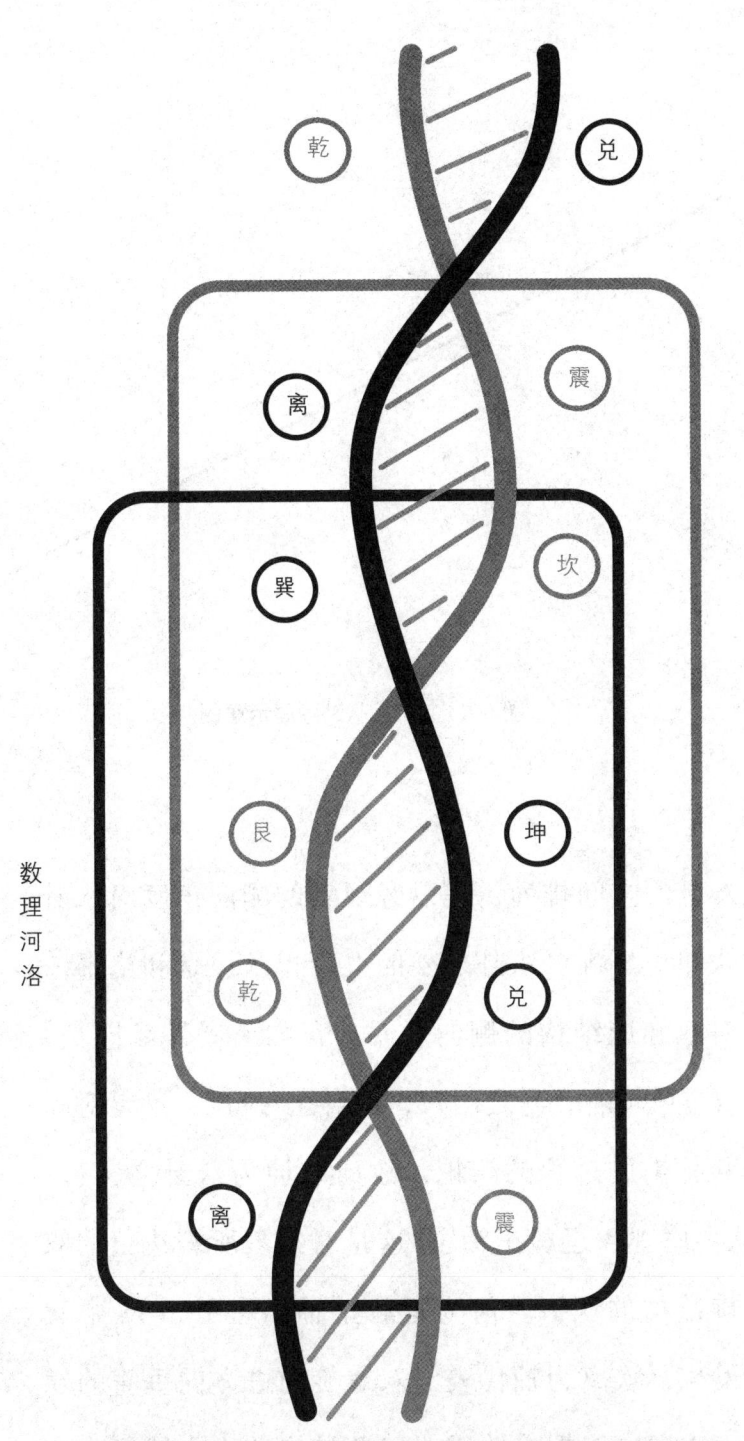

第5章 河洛生成阴阳数，八卦推演先后天

图 5-20 数理河洛与卦象河洛对双螺旋结构的观察节段

```
            巽         离         兑


                                    坤
         震



   坎         艮         乾
```

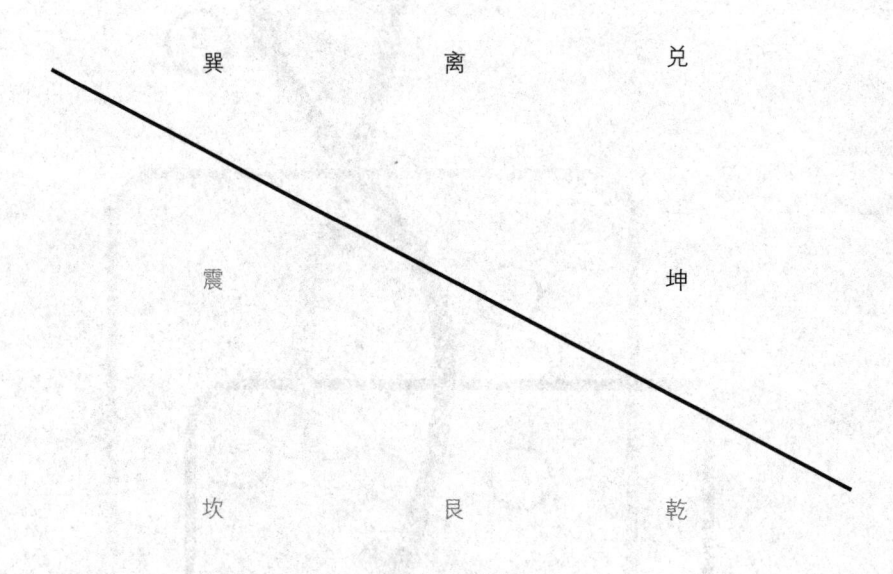

图 5-21　中天八卦顺序示意图

识八卦的空间排列，是以旁观者的侧向角度对八卦的认知，是跳出八卦之外的上帝视角，是和洛书一样对双螺旋结构的侧向观察。正如《周易参同契》所言"乾坤者，易之门户，众卦之父母"，这是对先天八卦生成过程的认识，故曰乾坤为众卦之父母；"坎离匡郭，运毂正轴"，这是对卦象所表达出的双螺旋结构的认识。何为运毂正轴？在图 5-18 中我们发现，坎离为轴代表与双螺旋前进方向垂直的横切面方向，双螺旋前进正以此轴为动力，就好比古代马车结构中两车轮之间的轴承，让车轮旋转向前，而整个八卦结构就如同整架马车，在坎离这条车轴的推动作用下前进，故曰匡郭。现实中我们是生存在这个八卦空间之内，不可能跳离出去的，于是就产生了人文的认识角度，将我们自己放到这个空间八卦图的中心点，朝向双螺旋的方向观察，后天八卦图的卦序排列就是采用相同的视角。

后天八卦相传为周文王所作，由邵康节而传世，其依据就是孔子《易传·说卦传》中"帝出乎震，齐乎巽，相见乎离，致役乎坤，说言乎兑，战乎乾，劳乎坎，成言乎艮"的描述，根据这个过程衍而成图就是后天八卦。将八卦按照阴阳属性分类之后，后天八卦图的基础框架就出来了，整个后天八卦图上下一分为二，下四卦为阳，上四卦为阴，与图5-21中阴阳两判的中天八卦结构相同，同时也与河图以及太极图中阳左升、阴右降的阴阳运化相适应。在八卦有序生成先天八卦图的过程中，乾和巽分别是阳卦和阴卦之首，所以这两卦又被称为天门地户，正如《乾凿度》说"乾为天门，巽为地户"，因此无论在先天八卦还是后天八卦中，都是阳卦起于乾，阴卦起于巽，故而乾统三阳在下在左，巽统三阴在上在右。

双螺旋结构是不断延伸的，在其不断延伸的过程中，发展为一个更大等级上的螺旋结构，如同天地宇宙的金字塔型分层结构一样。先天八卦是对双螺旋结构侧面观察的上帝视角，在上升到一个更高等级上的螺旋结构之后，这个视角就变成了在螺旋结构内的人文视角，因此人文视角代表对双螺旋结构的观察进入了一个更高或者更低的层次上。在低等级双螺旋结构的基础上形成的更高等级螺旋结构，两者的螺旋方向一定是垂直的（图5-22）。

因此当八卦按照中天八卦乾→艮→坎→震→巽→离→兑→坤的顺序前进时，代表在人文视角下对低级螺旋的观察方向（图5-23）。而当八卦按照后天八卦图乾→坎→艮→震→巽→离→坤→兑的顺序前进时，代表在人文视角下对更高等级螺旋的观察方向（图5-24），图中兑卦已经进入下一个空间八卦的范围之内，代表双螺旋的前进是永无休止的，正如太极图的鱼眼作用一样，从一个螺旋环节跳入下一个螺旋环节中。

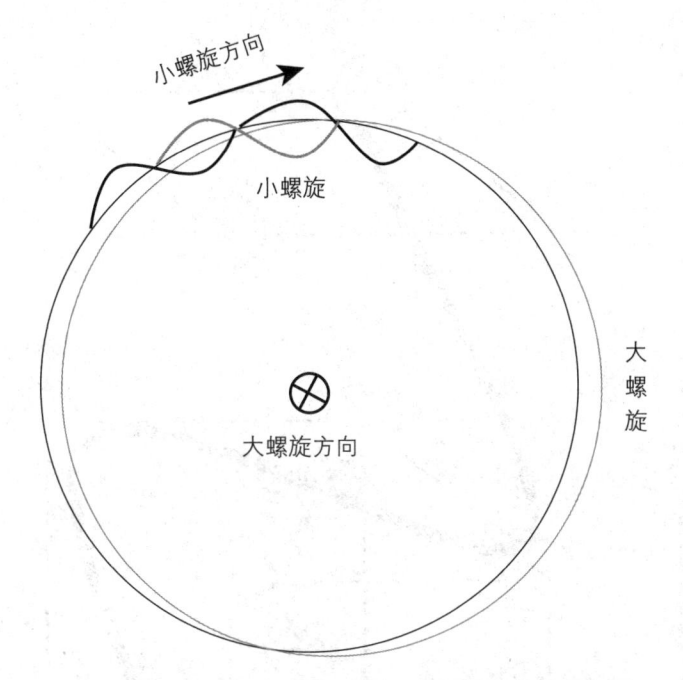

第 5 章 河洛生成阴阳数，八卦推演先后天

图 5-22 不同等级螺旋结构的螺旋方向示意图

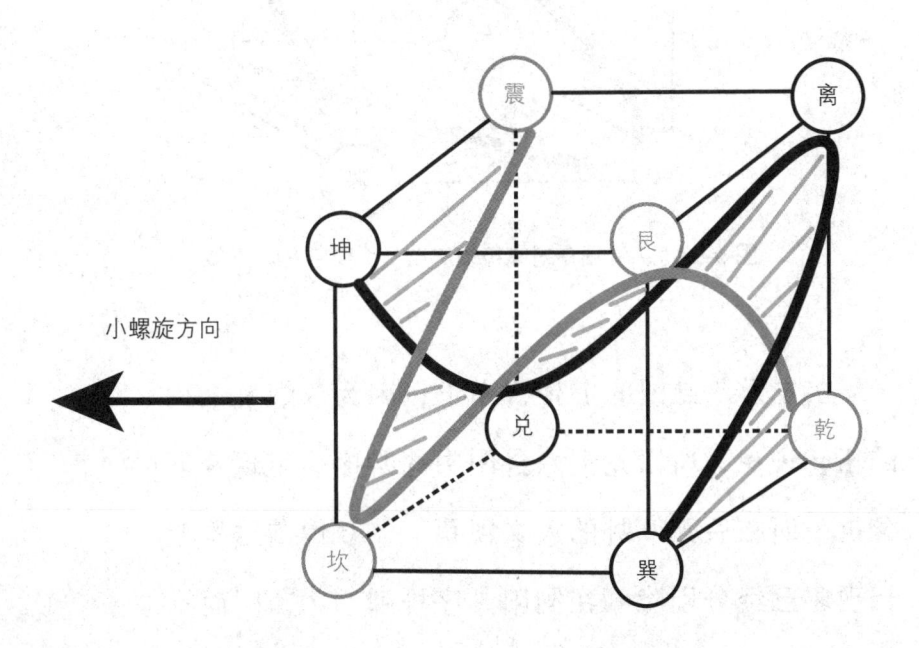

图 5-23 人文视角对低级螺旋结构的观察方向

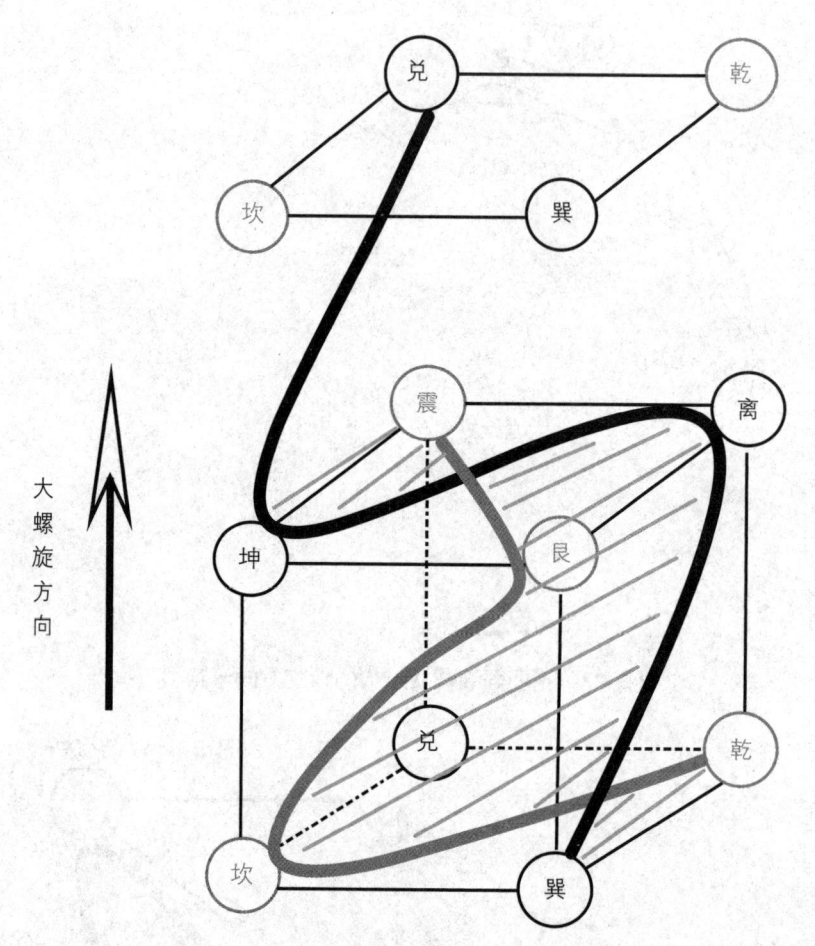

图 5-24 人文视角对高级螺旋结构的观察方向

　　在先天八卦图的上帝视角下，因为双螺旋结构的扭转现象，所以先天八卦图中的卦序会呈现 S 形翻折，而在后天八卦的人文视角下，双螺旋结构扭转现象已经分别隐藏在阴阳卦序排列当中，因而不会在图中显现，所以卦序是整圆形表现（图 2-14）。

第 5 章 河洛生成阴阳数，八卦推演先后天

先天八卦图是对双螺旋结构的侧视图表达，与洛书的视角相同，而中天八卦图则是对双螺旋结构的正视图表达，与河图的视角相同。到了后天八卦图中，人们的视角从一个低等螺旋进入到上一级高等螺旋中，这是八卦原理对河洛原理的继承和发展，于是在后天八卦图中，以离坎为经，震兑为纬，两者分别代表两级螺旋的前进方向，其他卦象依次排列，这是后天八卦图的标准体现。

从后天八卦的排列顺序中，我们能发现什么规律呢？

从透过中心两两相对的卦象看，坎和离卦象三爻完全相反；乾和巽，则表现出初爻相反；艮和坤，上爻相反；震和兑，中爻相反。

将八卦上下分阴阳看，震和巽，卦象三爻完全相反；艮和离，初爻相反；坎和坤，中爻相反；乾和兑，上爻相反（图 5-25）。

一言以蔽之，先天八卦发现卦象之间的规律性，而后天八卦发现卦象之间的差异性，因此先天八卦与洛书一样，用天圆的视角认识时间变化，是对黄赤道坐标的描述，而后天八卦与河图一样，用地方

中医修习录（一）：古典中医哲学原理

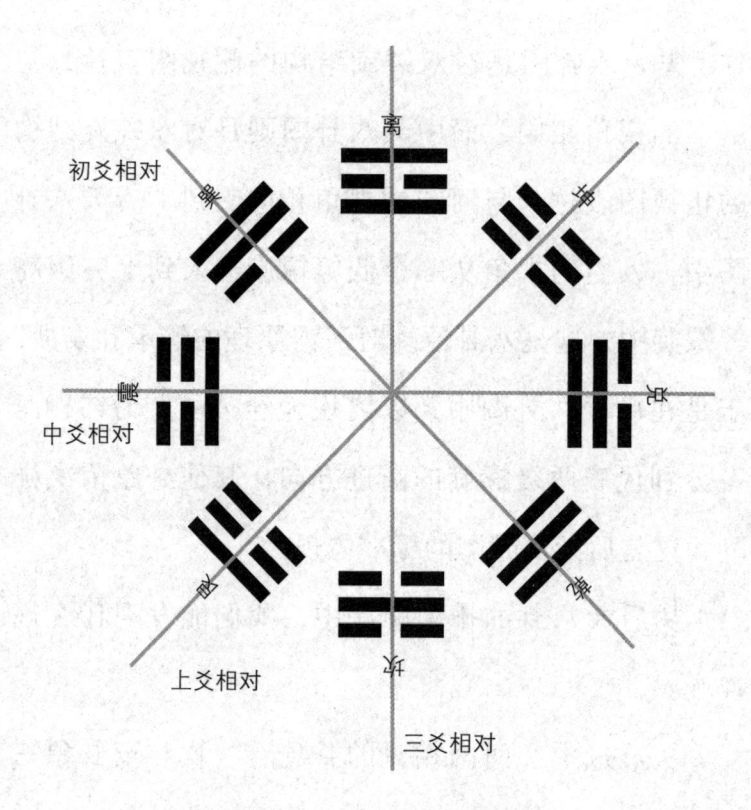

图 5-25 后天八卦排列顺序

的视角认识空间分布，是对地平坐标的描述。正如《易传·说卦传》说："万物出乎震，震东方也。齐乎巽，巽东南也，齐也者，言万物之洁齐也。离也者，明也，万物皆相见，南方之卦也，圣人南面而听天下，向明而治，盖取诸此也。坤也者地也，万物皆致养焉，故曰致役乎坤。兑正秋也，万物之所

148

说也，故曰说；言乎兑。战乎乾，乾西北之卦也，言阴阳相薄也。坎者水也，正北方之卦也，劳卦也，万物之所归也，故曰劳乎坎。艮东北之卦也，万物之所成，终而所成始也，故曰成言乎艮。"

第6章 论五行生克顺逆，观天象日月星辰

一、五行

"五行"一词，最早出现在《尚书》中的《甘誓》与《洪范》篇中。《甘誓》中说："有扈氏威侮五行，怠弃三正，天用剿绝其命。"《洪范》中则指出"鲧堙洪水，汩陈其五行；帝乃震怒，不畀洪范九畴……鲧则殛死，禹乃嗣兴，天乃锡禹洪范九畴，彝伦攸叙……"《尚书》中告诉我们，有扈氏不遵五行，天剿之，同时禹用《洪范》九畴，来治理天下，其中的核心就是五行。

五行：一曰水，二曰火，三曰木，四曰金，五曰土。"水曰润下，火曰炎上，木曰曲直，金曰从革，土曰稼穑。润下作咸，炎上作苦，曲直作酸，从革作辛，稼穑作甘"，这是《洪范》篇中对五行内容的论述。

所谓行者，运动也，五行就是在天地中呈现出的五种运化状态，正如郑玄注曰："行者，顺天行气也。"由这五种运化状态可以组成一个完整的生命规律，顺应规律，事情发展就走向正常，走向昌盛，反过来，不遵守规律就是自取灭亡，顺之者昌，逆之则亡。

在人体医学上也存在着这种五行运化规律，从大的方面来说有生长壮老已的生命节律，小的方面来说有春生夏长秋收冬藏的年节律，五行之间形成系统的医学哲学，用以指导养生，指导治病，有断人生死之神奇。正如《素问·脏气法时论》曰："黄帝问曰：合人形以法四时五行而治，何如而从？何如而逆？得失之意，愿闻其事。岐伯对曰：五行者，金木水火土也，更贵更贱，以知死生，以决成败，而定五脏之气，间甚之时，死生之期也。"

在五行系统的发展过程中，一直有两套五行系统并行存在，即生克五行系统与土枢四象五行系统。生克五行系统以五行生克为基本原理，木生火、火生土、土生金、金生水、水生木，这是五行相生；木克土、土克水、水克火、火克

第 6 章 论五行生克顺逆，观天象日月星辰

金、金克木，这是五行相克（图 6-1）。而土枢四象五行系统以土治中央而旺四旁，建立土行的中枢作用，四象木火金水以土为中心，分列四方（图 6-2）。

董仲舒在《春秋繁露·五行对》中说："天有五行，木火土金水是也。水生木，木生火，火生土，土生金，金生水。水为冬，金为秋，土为季夏，火为夏，木为春。春主生，夏主长，季夏主养，秋主

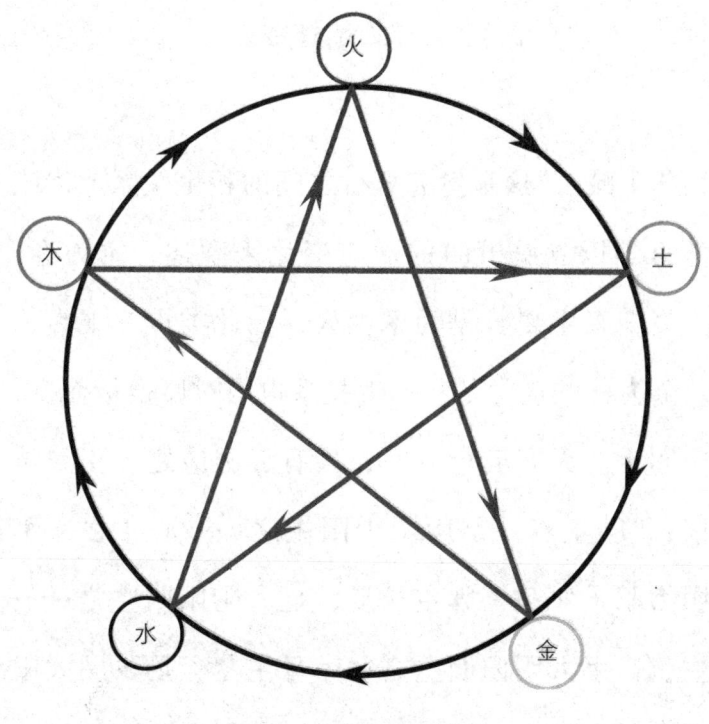

图 6-1　生克五行系统

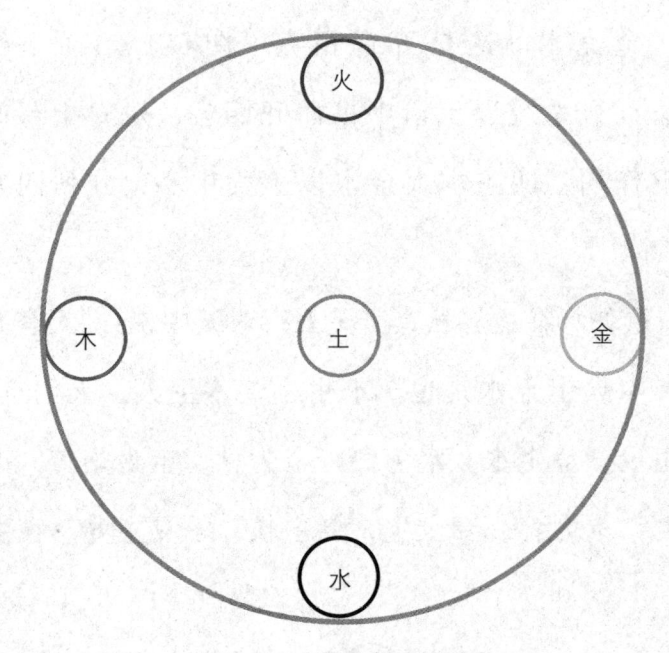

图 6-2　土枢四象五行系统

收，冬主藏。"这是生克五行之间的相生关系，传统医学哲学以五脏五时的对应变化来阐述，木为春，火为夏，春生夏长是为木生火，以此类推，土为长夏，金为秋，水为冬，相生关系也因时序推衍而变，循序而生。天有五行五时，人有五脏应之。正如岐伯曰："肝主春，足厥阴少阳主之……心主夏，手少阴太阳主之……脾主长夏，足太阴阳明主之……肺主秋，手太阴阳明主之……肾主冬，足少阴太阳主之……"五脏之间的相生关系同样也依赖于五

第6章 论五行生克顺逆，观天象日月星辰

行之间的相生关系，春来肝生，夏来心长，长夏脾旺，秋来肺收，冬来肾藏。而五行之间的相克关系，则用四时之所胜来阐释。《素问·金匮真言论》中说："所谓得四时之胜者，春胜长夏，长夏胜冬，冬胜夏，夏胜秋，秋胜春，所谓四时之胜也。"《素问·六节藏象论》中说："帝曰：何谓所胜？岐伯曰：春胜长夏，长夏胜冬，冬胜夏，夏胜秋，秋胜春，所谓得五行时之胜，各以气命其脏。"依据生克五行系统的认识，在一年四季春夏秋冬之中单列一长夏，土气治之，在五脏中脾应之，与其他四脏协调统一，形成了中医学的脾主长夏说。

《春秋繁露·五行之义》："土居中央，为之天润。土者，天之股肱也，其德茂美，不可名以一时之事，故五行而四时者，土兼之也。金木水火虽各职，不因土，方不立，若酸咸辛苦不因甘肥不能成味也。甘者，五味之本也；土者，五行之主也。五行之主土气也，犹五味之有甘肥也，不得不成。是故圣人之行，莫贵于忠，土德之谓也。人官之大者，不名所职，相其是也；天关之大者，不名所生，土是矣。"这是对土枢四象五行系统的描述，同样以一

年当中的四时变化为认识，春为木，人肝应之；夏为火，人心应之；秋为金，人肺应之；冬为水，人肾应之，这种认识与生克五行的四时五脏分属相同，正如"心者，生之本，神之变也……通于夏气。肺者，气之本，魄之处也……通于秋气。肾者，主蛰，封藏之本，精之处也……通于冬气。肝者，罢极之本，魂之居也……通于春气"。与生克五行系统不同的是，四象五行系统中不再将四时中间单列一长夏与脾相应，而是将脾分到四时中，旺于四季每个时节的最后十八日，正如"帝曰：脾不主时何也？岐伯曰：脾者土也，治中央，常以四时长四脏，各十八日寄治，不得独主于时也。脾脏者常着胃土之精也，土者生万物而法天地，故上下至头足，不得主时也"。根据土枢四象五行系统的认识，在一年四季当中，木火金水在分治春夏秋冬四时的同时，四时之末各取十八日以土行应之，在人体则脾胃应之，建立以土为中枢，四象分列的五行系统，形成了中医学的脾主四时说。

脾主长夏和脾主四时两种截然不同的认识，反映的是两套不同的五行系统，即生克五行和土枢四

第6章 论五行生克顺逆，观天象日月星辰

象五行，这两套五行理论的适用范围是不同的。任何理论的应用都有一个特定范围的适用场合，离开这个特定范围，理论就不实用了。打个比方，我们量地的时候，要用以米为单位的量尺，而我们量身高的时候，要用以厘米为单位的量尺，如果反过来就不适用了。这两套五行理论针对的就是不同的使用范围，生克五行理论适用于年单位以及更大时间单位上的规律，比如以甲子为周期的五运六气，而土枢四象五行理论适用于年单位及月、日等更小时间单位上的规律，比如一年中的四季，一日当中的四分阴阳，抑或是地球上的空间四方。在地球空间内，我们讨论地球的四时四方才有意义，如果把这个时间规律放大到太阳系和银河系的宇宙空间中，地球就是一个小小的质点，对地球自身空间的讨论是没有意义的。打个比方，打仗的时候如果士兵们用狙击枪射击，才有定位到人体上下左右心脑四肢的意义，如果是长距离上的炮击，定位人体的上下左右就没有什么意义了。因此这两套五行系统，代表的也是两种认识论，与河图洛书或者先后天八卦的两个视角相同，土枢四象系统来源于河图，生克

五行系统来自洛书，都是起源于对天象原理的观察。

二、五行生克与五星顺逆

崔公《入药镜》说"上鹊桥，下鹊桥，天应星，地应潮"，鹊桥作为人体脏腑生理间的联系，与天地间的联系是一体的，作为道法自然的医学哲学，必然也是以天地运化作为父母准则，令人与天地相应的鹊桥，指的就是时间的意义。因为生克五行更多的应用是在五运六气理论当中，是天地间更高层次的生命规律，从时间单位上来说是比年单位更高等级的六十花甲子，因此对生克五行的分析，眼界要放到比地球公转更高的太阳系上。地球的自转以地轴为中心，地轴的指向变化是微乎其微的，在北半球上沿着这条轴延伸出去看，在地轴周围的星就是不动星，古人认为这就是天极。有些恒星位置与天极的位置是相对不变的，这样的星被称为辰，以天极为中心，古人将黄道、赤道之间视野可见的恒星天区划分为四象二十八宿，这是古人观察日月星辰运行所采取的坐标系。而在天空中位置变化不定的则称为星，在太阳系中，除了地球之外还有其他行星公转，这些行星就属于星，这几大行星的运转会对处在地球上的人和事物产生影响，这是古人观天象授时以及占卜吉凶思想的由来，也是五行生克理论的天象原理基础。在太阳系的八大行星中，因为天王星、海王星距离地球太远，对地球产生的影响微弱，且人在地球上很难观察到，于是在地球上能用肉眼观察到的行星主要有五个，即木星、火星、土星、金星、水星，在古代分别称之为岁星、荧惑星、镇星、太白星和辰星，这是生克五行原理的来源。正如《史记·天官书》说"天有五星，地有五行。"《汉书·律历志》说："五星之合于五行，水合于辰星，火合于荧惑，金合于太白，木合于岁星，土合于镇星。"

1. 岁星

《素问·金匮真言论》："东方生木……上为岁星。"

现代天文学统一认为岁星就是木星(Jupiter)，木星是太阳系八大行星中体积最大、自转最快的行星，是太阳系中从内向外的第五颗行星，自转周期为9

小时50分30秒，公转周期为11.86地球年。这是在日心说视角下对木星运行的认识，而人生活在地球上，无法脱离这个生存环境，于是古人对木星的观察是以地心说为宇宙视角的。日心说和地心说是认识宇宙的两个视角，如同河图洛书对双螺旋结构的两个观察视角，日心说是上帝视角，而地心说是人文视角，古代天文学对宇宙世界的认识是从人文视角出发的。

根据《史记·天官书》的记载，"岁星出，东行十二度，百日而止，反逆行；逆行八度，百日，复东行"，这是从地球上观测岁星在一年之内的运行规律，因为岁星在天空中运行的轨迹与黄道平面基本重合，因此古人根据地球公转周期将周天黄道分为三百六十五又四分之一分度，以黄道行度来描述岁星的运行，通过不断观察最后总结出岁星的运行规律。"岁行三十度十六分度之七，率日行十二分度之一，十二岁而周天"，这反映了岁星的公转周期，岁星每年在黄道中行度为三十度十六分之七，黄道周天三百六十五又四分之一度，岁星大约十二年在黄道天区运行一周，回到同一个位置，岁星的名称由此而来。因为木星围绕太阳公转，在地球上观察木星与太阳的位置是相对变化的，时近时远，这也造成了岁星视觉亮度的强弱变化和伏行现象。当木星在公转轨道上运行到与地球相对的太阳背面位置时，这时太阳在地球和木星之间，古人称为"合"，在岁星"合"日前后，因为太阳光芒的遮挡作用，我们在地球上看不到岁星，如同月相的晦日一样，这就造成了行星的"伏行"现象，岁星的伏行时间大约为33天。因为在地球上观察太阳在黄道中的运行速度比岁星要快得多，相对来说人们观察岁星合日的现象是从东向西发生的，岁星合日之前，岁星在太阳的东侧，于是人们在太阳落山之后观察岁星居于西方，随着岁星与太阳的距离越来越近，岁星合日，岁星伏行不见，正如岁星入于西方。相反，当岁星合日发生之后，岁星在太阳的西侧，于是人们在黎明时观察到岁星先于太阳出于东方。随着岁星与太阳的距离越来越远，岁星出现的时间越来越早，因此《史记·天官书》说"（岁星）出常东方，以晨；入于西方，用昏"。

　　岁星沿着周天黄道运行一周大约十二年，为了描述岁星在黄道轨迹中随流年变化的位置，古人将黄道天区分为十二次定位。岁星十二次的轮换方向是自西向东进行的，与二十八星宿的轮转方向相同，自西向东分别为星纪、玄枵、娵訾、降娄、大梁、实沈、鹑首、鹑火、鹑尾、寿星、大火、析木。在地心说的宇宙视角下，古人对日月五星的观测均以地球为坐标，因此太阳在天空中的运行方向是东升西落，于是为了表达一天当中太阳在天空中的位置变化，古人将天球赤道自东向西等分为十二分，投映到地平方位上形成十二地支，与一天当中的十二时辰相对应，故称为十二辰。二十八宿、十二次和十二辰，都是为了观察日月五星的运行而对周天区域进行的划分，三者所依据的划分标准不同，二十八宿的划分依据是黄道与赤道之间的星辰位置，二十八来源于对月球运行周期的观察；十二次是对岁星的运行规律和运行周期的总结体现，因为岁星的运行轨道与黄道平面基本相同，十二次可以看作是对黄道平面的划分，但并不是均分的；而十二辰的划分依据则是一天当中太阳在天空中位置变化，本质上是对天球赤道平面的人为划分，是平均分配的。因此十二次与二十八宿的流转方向相同，都是自西向东，而十二辰的流转方向则相反，为自东向西（图6-3）。

岁星每两次晨始见的时间间隔为岁星在地球上的观测周期，也叫会合周期，时间大约为399日，

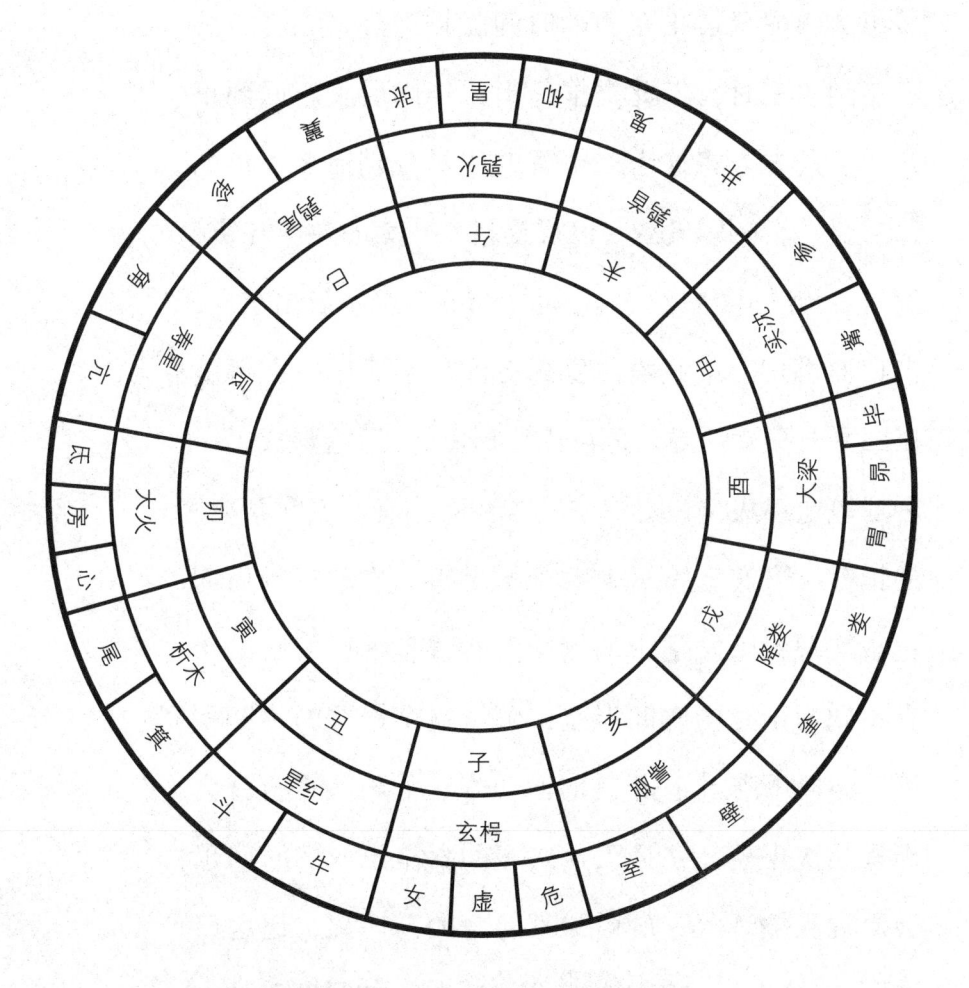

图6-3 十二辰、十二次、二十八宿图

也就是一年零一个月的时间,其中见行约一年,伏行约一月,因此在地球上观察岁星的运行在伏行结束以后晨出东方,在天空中运行一年以后昏入西方伏行,伏行以后再次晨出东方。岁星每年晨出东方的时间是不同的,假如第一年正月岁星出东方,到了第二年岁星晨出东方的时间就推迟到了二月,第三年到了三月,以此类推,十二年以后重新回到正月,于是古人将这十二个月的岁星分别命名。正如《史记·天官书》说:"以摄提格岁,太岁左行在寅,岁星右转居丑(星纪)。正月,与斗、牵牛晨出东方,名曰监德。""单阏岁:岁阴在卯,星居子(玄枵)。以二月与婺女、虚、危晨出,曰降入。"这形成了一种岁星纪年法,在史书中通常会看到有"岁在某次"的记载。事实上古籍中对于木星十二岁的运行周期记载与现代天文学中的测量是有误差的,每十二年有不到两个月的时间误差,随着这个误差的不断积累,84年积累出一年的时间,岁星的出入运行就会出现超次现象,并且正常次序的岁星出入的时间也会出现赢缩现象,所谓"其趋舍而前曰赢,退舍曰缩",因此岁星纪年法的实用性就打折扣了。于是古人假想出一个理想天体，运行方向与岁星相反，为自东向西，称为岁阴，也就是太岁，运行周期为整十二年，每年一轮换，分别以十二辰命名，形成了十二地支纪年法。

对岁星的认识形成了道教拜太岁的传统，太岁乃道教值年神灵之一，一年一换，当年轮值的太岁神叫值年太岁。古人通过拜太岁的方式祈求福祉，躲避灾祸，祈愿一年当中风调雨顺。道教《神枢经》说："太岁；人君之象，率领诸神，统正方位，翰运时序，总成岁功。"《三命通会》说："夫太岁者，乃一岁之主宰，诸神之领袖。太岁当头有灾祸，刑冲破害鬼推磨，流年若还逢忌神，头破血流难躲过。"太岁的轮值顺序与十二辰的顺序相同，与岁星的流转顺序相反。正如《续文献通考·郊社考》所说："太岁者，十二辰之神。木星一岁行一次，历十二辰而一周天，若步然也。自子至巳为阳，自午至亥为阴，所谓太岁十二神也。"抛开神仙主义的神秘色彩，从理性的角度分析，为什么岁星会对我们的祸福产生休戚相关的影响呢？

在整个太阳系统中，木星拥有三项太阳系之最，一是太阳系中体积最大的行星，是地球的 300 多倍；二是太阳系中自转速度最快的行星，不到地球自转周期的 1/2；还有一个就是太阳系中拥有最多天然卫星的行星，现在已知的已经有 79 个。这三个特点让木星成为太阳系中的大哥，保护着太阳系中的其他兄弟姐妹。木星体积巨大并且自转速度快，这让木星拥有强大的吸引力，将众多卫星围绕在木星周围，形成一条稳定的卫星带。这相当于太阳系中的一条保护带，当有天外来客入侵太阳系的时候，木星系统能够将这些不速之客吸收，有研究表明，90% 太阳系入侵者都被这条卫星带吸收。木星及其众多卫星形成的木卫系统就如同地球的保护伞，如果没有了它们的保护，我们地球将荡然无存。这么看来，作为生活在地球上的人类，我们有何理由不去感激不去崇拜这些无私奉献默默守卫着我们家园的守护神呢？

2.荧惑星

《素问·金匮真言论》："南方生火……上为荧惑星。"

火星 (Mars) 是太阳系中由内往外的第四颗行星，

距离地球最近，属于类地行星，自转周期24.6229小时，公转周期687天。

在地球上观察火星的萤光呈现红色，亮度忽明忽暗，像萤火虫一样，所以中国古代称之为"荧惑"，意为"荧荧火光、离离乱惑"。《史记·天官书》记载"（荧惑星）法，出东行十六舍而止；逆行二舍；六旬，复东行，自所止数十舍，十月而入西方；伏行五月，出东方。其出西方曰'反明'，主命者恶之。东行急，一日行一度半。"这是荧惑星在一年之内的大致运行规律。火星与木星一样，在太阳系中属于地外行星，因此在地球上观察荧惑星的运行规律与岁星相同，伏行之后出于东方顺行，而后留守逆行，逆行之后再次顺行，随之伏行不见，复出东方，这是一个完整的荧惑星会合周期，时间大约为780日。在火星合日的时间里，太阳在地球和火星之间，在地球上观察不到荧惑星伏行，随后火星和地球在各自轨道上公转，地球公转速度快，火星公转速度慢，地球不断追赶火星，两者位于太阳同侧，距离逐渐缩小，但是相对于太阳恒星的固定坐标来观察，荧惑星仍然在顺行黄道，这就如同一辆速度较快的车追赶一辆速度较慢的车，我们在后面的车上仍然能看到前面的车在前进。随着地球与火星的距离逐渐缩小，地球运行到太阳与火星之间，两者距离最近，这在古代称为冲，在荧惑星冲日时，同样因为地球公转速度快，火星公转速度慢，相对观察就是荧惑星逆行，这就如同我们在超车时会感觉到其他车辆在后退的现象相同。因为火星与地球近似，在地球上观察火星在天空中运行的幅度和频率变化比较大，运行速度和运行方向变化无常，有时从西向东，有时又从东向西，有时快，有时慢，令人迷惑，变化不定，这在人们的观念中就是动荡的表现，于是在古代的占卜学意义中，荧惑星代表战争、死亡、刑罚等。

3. 镇星（填星）

《素问·金匮真言论》："中央生土……上为镇星。"

根据现代天文学的观察，土星（Saturn）为太阳系八大行星之一，是太阳系从内向外的第六颗行星，体积大小仅次于木星，自转周期为 10 小时 17 分，公转周期 29.5767 地球年。因为土星在行星中距离地球最远，运行周期最长，一年当中的观察时间最长，最稳定，像坐镇周天一样，所以在人文中是信义的象征，故曰镇星，正如《史记·天官书》记载"（填）其一名曰地侯，主岁。岁行十度百十二分度之五，日行二十八分度之一，二十八岁周天。"镇星围绕周天黄道运转一周的时间为二十八年左右，因此每年出现在天空中的不同位置，根据周天二十八宿的定位坐标，岁填一宿，行二十八分度之一，二十八岁周天，故名填星。土星与木星和火星一样，也属于地外行星，在地球上观察每个会合周期内的运行规律相同。正如《史记·天官书》记载"填星出，百二十日而逆西行，西行百二十日反东行。见三百三十日而入，入三十日复出东方"，填星的会合周期大约为378日。

4. 太白星

《素问·金匮真言论》："西方生金……上为太白星。"

金星（Venus）是太阳系中八大行星之一，是距离太阳由近及远的第二颗行星。在太阳系的行星中金星有很多特立独行之处，一者，诸行星皆顺行黄道，唯有金星逆行；二者，自转周期243日，公转周期是224.71日，自转周期长于公转周期；三者，是夜空中亮度最高的行星，仅次于月球。金星要在日出之前或者日落之后才能达到亮度最大。它有时清晨出现在东方天空，被称为"启明"；傍晚处于天空的西侧，称为"长庚"，道教神话小说《西游记》中太白金星的名字就叫李长庚。

因为金星在太阳系中属于地内行星，公转速度比地球快，公转周期比地球短，因此在金星的一个公转周期内，我们能看到它合日两次。一者和地外行星一样位于与地球相对太阳的背面时，太阳在金星和地球之间，从地球上看金星位于太阳上面，称为上合；一者位于地球和太阳之间的正面时，从地球上看金星位于太阳下面，称为下合。上合之后，金星逐渐远离太阳向西，先于太阳晨出东方，称为启明；下合之后，金星逐渐远离太阳向东，晚于太阳夕出西方，称为长庚。因为金星公转速度比地球快，因此夕出西方之后顺行复逆行，晨出西方之后逆行复顺行，有时入于东方，有时入于西方。正如《史记·天官书》说："其出行十八舍二百四十日而

第6章 论五行生克顺逆，观天象日月星辰

入。入东方，伏行十一舍百三十日；其入西方，伏行三舍十六日而出。当出不出，当入不入，是谓失舍。"观察太白星两次晨始见之间的时间间隔为金星的会合周期，称为一复，也就是晨夕见伏总数，大约为584日。

5. 辰星

《素问·金匮真言论》："北方生土……上为辰星。"

水星（Mercury）是太阳系中距离太阳最近的一颗行星，体积最小，公转周期为87.9691天，自转周期58.6462天。水星的位置距离太阳最近，光芒很容易被太阳掩盖，在北半球上只能在凌晨或黄昏的曙暮光中看见水星，并且每次在天空中显现的时间很短。水星的公转轨道最小，因此在地球上观察到辰星在太阳周围出没，距离太阳的最远距离不超过一辰，故名辰星。水星与金星一样同样属于地内行星，所以每个公转周期内与太阳相合两次，时有晨出，时有夕出，正如"其出东方，行四舍四十八日，其数二十日，而反入于东方；其出西方，行四舍四十八日，其数二十日，而反入于西方"。

辰星的会合周期为 115 日左右，在一个地球年的周期之内我们可以看到辰星晨出东方三次，夕出西方三次，有些时候与特定的节气重合，于是水星被赋予了正四时的内涵。正所谓"仲春春分，夕出郊奎、娄、胃东五舍，为齐；仲夏夏至，夕出郊东井、舆鬼、柳东七舍，为楚；仲秋秋分，夕出郊角、亢、氐、房东四舍，为汉；仲冬冬至，晨出郊东方，与尾、箕、斗、牵牛俱西，为中国。其出入常以辰、戌、丑、未。"

　　在日心说的宇宙视角下，各行星统一围绕太阳公转，有各自的恒星运行周期，形成稳定的太阳系，这是客观存在的物理世界。然而人是生活在地球上的，因此从地心说的视角出发，在地球上观察行星运行的会合周期和公转周期，探寻行星运行对地球产生的影响，这对于我们的意义更加重大，而这些观测周期赋予历法现实作用。于是古人从地心说的宇宙视角出发，观察五星运行的顺逆冲合现象，将行星运行与地球上的人事物理相联系。正如《汉书·天文志》中根据五星运行的特点与人事相合："从岁以义，从荧惑以礼，从填以重，从太白以兵，

第6章 论五行生克顺逆，观天象日月星辰

从辰以法。以法者，以法致天下也。"最后总结为包罗万象的五行生克理论。在天人合一理论的指导下，天象变化与人世间的灾眚祸福息息相关，这也是古人天象占卜思想的出发点，关于天人感应现象根本依据还是时空环境的一体性。正如《史记·天官书》曰："察日、月之行以揆岁星顺逆。曰东方木，主春，日甲、乙。""察刚气以处荧惑。曰南方火，主夏，日丙、丁。""历斗之会以定填星之位。曰中央土，主季夏，日戊、己，黄帝，主德，女主象也。岁填一宿。""察日行以处位太白。曰西方，主秋，日庚、辛，主杀。""察日辰之会，以治辰星之位。曰北方水，太阴之精，主冬，日壬、癸。"五星运行与地球上五时五方的对应原理，有兴趣者可以参考《无极之镜》。

五星日月有各自的运行规律，在天空中各自成象，因此称为七政。《周易·系辞》："天垂象，见吉凶，圣人象之。此日月五星，有吉凶之象，因其变动为占，七者各自异政，故为七政。得失由政，故称政也。"七政又称七曜，《汉书》中讲："夫天有七曜，地有五行"。谓之七曜者，日月五星皆照天下，

故谓之曜。在古代西方也有对日月五星的观察，古代巴比伦人根据日月五星的运行建立星期制。相传古巴比伦人建造七星坛祭祀星神，七星坛分七层，每层有一星神，从上到下依次为日、月、火、水、木、金、土。所谓星期，是因为每位神主管一天，每天祭祀一神，以一神来命名，七天以后七星神顺序完成一周，故称七天为一星期。其中太阳神主管星期日，称日神日（Sun's day）；月神主管星期一，称月神日（Moon's day）；火星神主管星期二，称火星神日（Mars's day）；水星神主管星期三，称水星神日（Mercury's day）；木星神主管星期四，称木星神日（Jupiter's day）；金星神主管星期五，称金星神日（Venus's day）；土星神主管星期六，称土星神日（Saturn's day）。这些名称传入英国之后，经过英国人的改造，用自己文化信仰中的神灵代替，最后变成了现在的名称。在唐朝时，星期制经过印度传入中国，与传统中国的七曜的认识相结合，形成曜日的说法，又传入日本、朝鲜等东亚国家，这些国家至今仍在沿用。

在星期制中，七政中的五星排列顺序与五行的排列顺序不同。七政中火、水、木、金、土是一种相克关系，而五行木、火、土、金、水是一种相生关系。七政中的相克关系以地球为参考坐标，是在地球上对五星的观察顺序，而五行中的相生关系以太阳为参考坐标，是五星围绕太阳公转的自身位置定位。相比于西方，古代中国人的星期是五进制的，称为候，社会中的生产生活比如农民的生产、政府单位的工作安排、日常休假、工资发放等，都以此为基础，最典型的就是中国人的集市五天一次。中国人把日月五星分离，没有形成星期的七进制而是五进制，因为古人发现他们的天象等级是不一样的。日月的运行与直观上的昼夜变化相同，因而古人产生阴阳的认识，日月又被称为太阳和太阴，而五星的运行与人世间的吉凶祸福相关，因而古人产生五行的认识，日月五星令中国人产生了阴阳五行的思维方式，并以此应用到社会生活中的方方面面。

三、五行生克制化

就五行星在太阳系中的位置关系来看，以太阳为中心由近及远分别为水星、金星、地球、火星、木星、土星（图6-4），这个关系正好可以对应五行的相生关系，土—木—火—地球（土）—金—水，这是一种互相依存的关系，这个现象我们可以通过

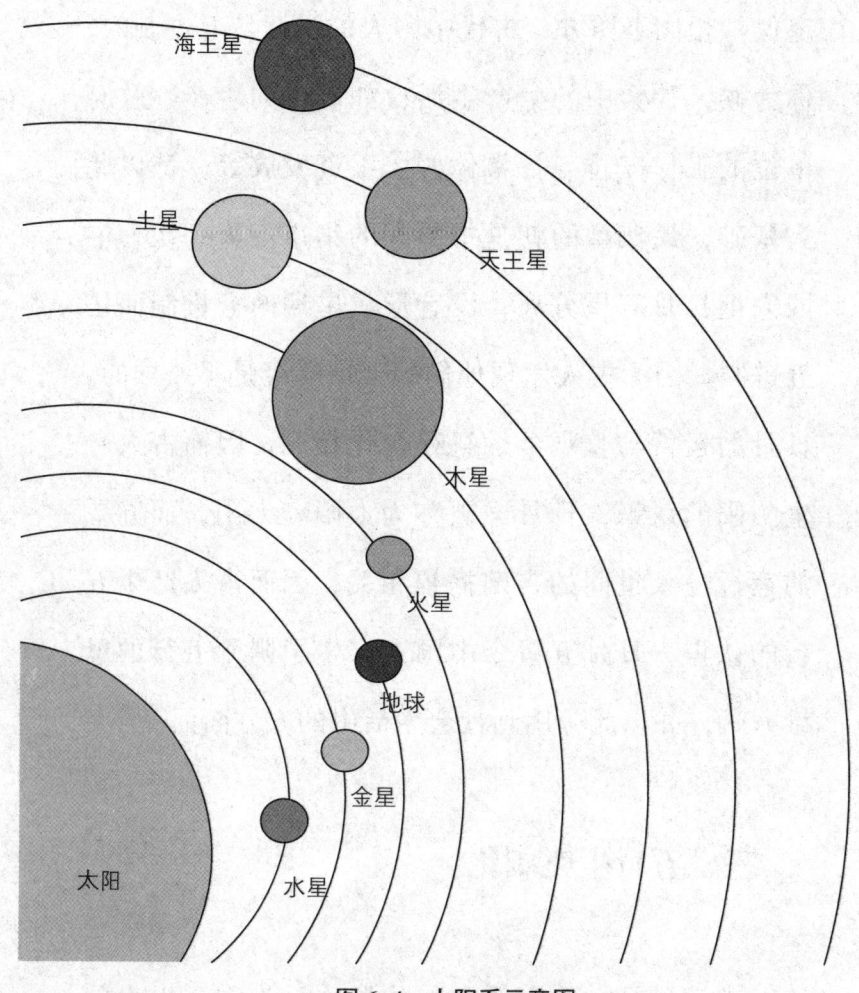

图 6-4 太阳系示意图

地势来理解。在地理学上经常用地图来表达一个地方的地势，在同一海拔高度上对山峰做一个冠状平面图，最后在地图上形成像波纹一样从内向外播散的等高线，这样山峰的海拔高度和陡峭程度等立体形象就在平面上表达出来了。地图上等高线之间关系就跟盖楼一样，上一层的建筑必然以下一层建筑为基础，内线高海拔地区必然以外线低海拔为基础，是一个循序升高的过程。相同的道理，各行星与太阳之间的公转距离远近不一，形成的公转轨道也会像等高线一样，这反映的是太阳中心与行星之间的吸引力关系，由行星的自转和公转速度所决定。各个行星的运动都有各自恒定的自转速度和公转速度，恒定的自转速度保持自身质量不变，恒定的公转速度保证公转轨道不偏，这保证了各行星与太阳之间公转关系的稳定。各行星因为共同围绕太阳公转，彼此之间也会存在相互作用的吸引力和排斥力，进而保证行星之间关系的稳定，这就像生存在同一环境下的各植物既会夺取生存空间，又会互相依存，最后达到一种平衡稳定的生态系统。太阳系统整体就在这两种关系中稳定下来，而各行星之间既互相斗争又相互依存的整体关系，成为五行系统生克关系的来源。设想一下，在现存太阳系统的整体结构下，拿掉其中的任何一个行星，或者加入一个行星，必然会引起系统的重新调整，生存空间被重新划分，最后进入一个平衡稳定的协调状态。

各行星围绕太阳公转，如同子女围绕在母亲身边一样，行星之间的关系像兄弟姐妹，必然也是互相影响的。每个行星都有自己的公转轨道。在公转过程中，行星之间的距离会产生远近不同的变化，因此生活在地球上的我们会受到其他行星的影响，比如当地球公转运行到距离火星接近的位置时，受到火星的引力作用就会增强，地球上出现相应的变化现象。五行之间的生克制化就是依据这样的原理，因此我们不必怀疑五行原理的"科学性"，它就是对宇宙运化规律的一个认识角度。五行原理经常被应用到命理学中，根据一个人的生辰八字可以对这个人生命中的吉凶祸福做出预测，这听上去是一件很荒谬的事情，如果我们从理性的角度分析一下，这也并不算是太神奇。人出生时的生辰八字，反映出的是宇宙时空在当时的表现状态，包括日月星辰所处的位置以及关系，而日月星辰所有的运动都是有迹可循的，就如同我们观察日升日落、花开花谢一样自然，因此对生命规律中的吉凶祸福进行预测，这用现代科学的解释是很合理的事情。所谓"易象包罗天地，不外休征咎征"，吉凶就是生命规律中的阴阳两个方面，如同波浪的上下起伏一样必不可少，我们不能避免，只能顺应这种变化进行调整，避免大起大伏，让生命走得尽量平稳。

在五行原理的命理学应用中，核心部分当属长生十二宫，十二宫代表一个事物从出生到消亡的完整生命规律，生命从长生开始，到沐浴、冠带、临官、帝旺、衰、病、死、墓、绝、胎、养的十二个状态，继续运转又到了下个轮回的长生，如同草木一岁一枯荣，又如同日月轮转一样，循环往复。五星围绕太阳公转形成各自的运动轨迹，当行星处于公转轨道的不同位置时与地球的相对作用也就不同，十二宫就是对行星公转过程中不同位置的描述。在地球上观察五星在天球上的运行各自成像，因此五行都有各自的长生十二宫，木行长生起于亥宫，顺时针流转依次为沐浴、冠带、临官、帝旺、衰……火行长生起于寅宫，帝旺在午，墓于戌宫；金长生在巳，帝旺在酉，墓于丑宫；水和土相同都是长生在申，帝旺在子，墓于辰宫。五行之气分别在十二宫中流转，每一行运行到十二宫的不同阶段时，气势强弱表现是不同的，这就形成了同气不同象的差异表现。比如金气流转十二宫，时至辰巳，金气初生，其气稚嫩，故象形白蜡金；到了申酉，金气帝旺，其气庄盛，故象形为剑锋金。五行在十二宫中分别表现出强弱不同的气象，两宫一象，代表五行所处的时空环境不同，形成六十花甲子的纳音五行（图6-5）。

  五行之间的生克制化原理便以十二宫流转为基础。比如水土长生于申，其气稚嫩，帝旺于子，水气壮盛到达极点，到了丑宫，水气开始衰败至卯酉而病而死。在子宫水气盛壮的同时，木气早已从亥宫悄悄生发，等到水气在寅卯衰败的时候，木气已经成长壮大，到达卯宫帝旺时盛极，这就像父母和儿女的关系一样，父母盛壮的时候儿女刚开始生发，等到父母衰老的时候，儿女也已经盛壮，儿女也会

1 甲子	海中金	13 丙子	涧下水	25 戊子	霹雳火	37 庚子	壁上土	49 壬子	桑梓木
2 乙丑		14 丁丑		26 己丑		38 辛丑		50 癸丑	
3 丙寅	炉中火	15 戊寅	城墙土	27 庚寅	松柏木	39 壬寅	金箔金	51 甲寅	大溪水
4 丁卯		16 己卯		28 辛卯		40 癸卯		52 乙卯	
5 戊辰	大林木	17 庚辰	白蜡金	29 壬辰	长流水	41 甲辰	佛灯火	53 丙辰	沙中土
6 己巳		18 辛巳		30 癸巳		42 乙巳		54 丁巳	
7 庚午	路旁土	19 壬午	杨柳木	31 甲午	沙中金	43 丙午	天河水	55 戊午	天上火
8 辛未		20 癸未		32 乙未		44 丁未		56 己未	
9 壬申	剑锋金	21 甲申	泉中水	33 丙申	山下火	45 戊申	大驿土	57 庚申	石榴木
10 癸酉		22 乙酉		34 丁酉		46 己酉		58 辛酉	
11 甲戌	山头火	23 丙戌	屋上土	35 戊戌	平地木	47 庚戌	钗钏金	59 壬戌	大海水
12 乙亥		24 丁亥		36 己亥		48 辛亥		60 癸亥	

图 6-5 六十甲子纳音图

有自己的儿女，也会成为别人的父母，也会经历相同的生命历程。这个现象阐释了五行之间的相生原理，相当于水气在壮盛以后把生命能量传递给了木，此为水生木之意，依次类推，木旺于卯，火生于寅，火伴随木的盛壮而生，木壮盛以后把生命能量传递给火，此为木生火，火生土，土生金，金生水，水又生木，循环往复，生生不息，好比田径比赛中的接力赛跑，一棒接一棒地传递下去，这是五行之间的相生原理。而五行的相克同样依据十二宫的流转，比如当水行帝旺于子宫的同时，火行在子宫时处于胎的孕育状态，在子宫时，水气最强，火气最弱，火气受到水气的压制，此为水克火；当火行帝旺于午宫时，水行正值绝胎，盛壮的火气欺凌水气，这也是克，称为侮，所谓水多克火，火多侮水，五行的相克关系依次类推。《黄帝内经》和《难经》将这套理论应用在五脏与四时的应时变化中，依据五脏在四时流转旺相的变化规律，以此来判定疾病的发展预后。正如《素问·脏气法时论》说"病在肝，愈于夏，夏不愈，甚于秋，秋不死，持于冬，起于春。禁当风。肝病者，愈在丙丁，丙丁不愈，加于庚辛，庚辛不死，持于壬癸，起于甲乙。肝病者，平旦慧，下晡甚，夜半静"。在五行的生克关系中，相生与相克是统一的，如同太极图的阴阳双鱼对立统一，共同营造一种平衡稳定的协调状态。以木生火为例分析，木气至寅宫时最为盛壮，以后便逐渐衰落，生命能量传递给火气，这是生。当木气能量不足时，传递给火气的能量必定不足，因此火气的生命活动一定会受到木气的制约，这是克，由相生关系而产生，而土在其中，是维持这种生克关系的基础。我们用一个最简单的例子再来理解一下这种生克关系，父母生育儿女，首先要给儿女一个稳定的生存环境，让儿女健康成长，这是相生关系；父母在养育儿女的过程中，也要给儿女立下很多规矩，让儿女受到一定的限制，没有规矩不成方圆，这样儿女才能成长为栋梁之材，这是相克关系；相反如果过分地溺爱，没有规矩，儿女没有畏惧的东西，就会无法无天，等儿女长大了，父母管不住孩子，那就会反过来克侮父母。

五行生克制化的存在意义，就在于通过系统之间既相互依存又相互制约的共同关系，建立一个平衡稳定的生态系统，如同生物链中的捕食关系一样，相生相制。这种生克关系放之四海而皆准，因为任何存在的事物，必定是有生有克，所谓"亢则害，承乃制，制则生化"。以五行的生克关系认识脏腑系统，由肝心脾肺肾构成的五脏系统，也是处于相同的生克关系中。比如血液循环系统以消化系统和呼吸系统为基础，循环系统又滋养体液内分泌和神经系统，当消化系统功能出现障碍时，会影响到循环系统的功能，进而又会牵扯到内分泌和神经系统等，各系统之间相互滋生，相互制约，共生共荣，共同进退，一荣俱荣，一损俱损。

四、土枢四象，五行一体

十二宫中的每一宫中都包含五行，每一宫的整体表现是五行协调的结果，因为每一行在此宫中所处的盛衰状态是不一样的。五行之中盛气为显，衰气为隐，调和之后最终赋予了每一宫不同的五行属性。亥子为水，寅卯为木，巳午为火，申酉为金，辰戌丑未之中五行调和，故为土，这就形成了土枢四象的五行认识。四象的说法来源于《易》："易有太极，是生两仪，两仪生四象，四象生八卦。"四象在哲学中是阴阳二分法的体现，在阴阳之上再分阴阳，形成太阳、少阳、太阴、少阴的四象认识。阴阳是存在于理论当中的一种思维方式，一种哲学观，不能在现实生活中直接应用。在阴阳的基础上分化出四象之后，就可以在现实世界中直接应用，四象

第6章 论五行生克顺逆，观天象日月星辰

是对宇宙世界的一种平面表达，也是一种平面应用，到了八卦以后才是一种立体的表达和应用。

四象在生活当中的应用最早见于对方位的指示，在古人的观念中形成东、南、西、北的方位概念，最早可以溯源于古人对日月升降现象的观察。古代中国人生活于地球的北半球，每天观察太阳的起落都呈现一定的规律性，从一定的方位升起，上升到天空中的最高位置，再从一定的方位落下，经过一个黑夜的沉沦之后，第二天照常升起。日升、日落、日中、夜半，太阳在天空中分别处于不同的位置，投映到大地上就产生了东、南、西、北的方位概念。而在一年的不同季节中，太阳起落的具体位置是会随着时间逐渐变化的，夏季时日升日落东西偏北，冬季时日升日落东西偏南，春秋分时日夜均分，太阳起落于正东正西。以春秋分时的日升日落位置为准，配合以日中和夜半时太阳的位置，就确立了地理方位中的四个极点，日出为东，日落为西，日中为南，夜半为北，这就形成了地理方位中的四象认识。

空间上的东南西北四方变化与时间中的春夏秋

冬四季变化是同步的，自然界中四方应四时的变化现象，是形成四象认识的最直观表达。从天文学上认识，由于地球沿着地轴自转产生昼夜变化，而古人在地球上观察就是太阳与二十八宿同步流转的现象，于是产生"天行"的认识。根据昼夜之间太阳位置变化确立的四方方位，是对地球自身东西南北方位的定位，地理方位中的四方也就是对地球的经纬认识，南北为经，东西为纬，位于地球正中间的纬线称为赤道，代表地球的自转轨道。而一年当中存在四季变化，这在天文学的认识中，是地球围绕太阳公转，太阳直射点在南北回归线之间移动造成的，在地球上观察，就是太阳在天区二十八星宿之间的位置变化，产生物换星移的现象。这在古人的认识中称为"日行"，日行公转轨道与天行自转赤道平面并不重合，称为黄道平面，因为地理方位上有东西南北的四方认识，与一年当中的四季交替是同步产生的，因此日行黄道平面相应地被人为四分，形成了星宿上的四象认识。

　　因为地球的自转作用，在地球上的我们就会看到星辰的轮转现象，从自转轴延伸出去看到的星辰是不动的，这在古人的认识中就是天极所在，是天帝的居所。以地上王庭类比天上宫廷，地轴延伸线上的极星位置是天极，众星朝拱之会，类比于人间的皇宫，至高无上之所在。极星如同天皇大帝，类比于人间的皇帝，因而极星周围的星官被称为紫微宫，分列在紫微宫周边的星官是太微垣和天市垣，如同皇帝周围的文武百官一样。以三垣为中心建立了整个星官体系的中宫基础，如同一个国家的中央机构一样，中宫三垣之外星宿列布，如同一个国家的地方疆土，因此古人认为天上二十八宿与地上九州分野一一对应。理论上我们可以在一天之内阅遍周天星象，但是因为白天有太阳光芒的掩盖作用，我们是看不到星象的，所以每天只能在夜晚观测到周天星宿的一半。当太阳处于日行黄道的不同位置上时，我们夜观天象看到的景象是不相同的，因此夜空中天象呈现是地球所在日行黄道位置的即时反映，这是四季中四象与星宿中四象的联系所在。月球与太阳一样，每天在地球上呈现东升西落的运行轨迹，这也是由于地球自转产生的，而月球在围绕地球公转时呈现阴晴圆缺的周期性变化，恒星月周期大约为二十八天。因为月球公转形成的白道与黄道在天空中的位置接近，因此将黄道与赤道附近比较亮的恒星为坐标，将天区分为二十八宿，以此二十八宿为观星坐标，月球在天空中的位置每天都在变化，就如同月球每天留宿在一个星宿中。根据四时将日行黄道分区为四，又根据月相变化周期规律将黄道周边的星宿分为二十八组，二十八宿根据四方分为东南西北四组，每组七宿，取象不同的神兽，即青龙、白虎、朱雀和玄武。在《礼记·曲礼上》说："行，前朱雀而后玄武、左青龙而右白虎。"孔颖达疏曰："朱鸟、玄武、青龙、白虎，四方宿名也。"这是天之四象，作为观测日月星辰天象运动的坐标，也是世间万物运化的黄金标准。在汉代纬书《尚书考灵曜》云："二十八宿，天元气，万物之精也。故东方角、亢、氐、房、心、尾、箕七宿，其形如龙，曰'左青龙'。南方井、鬼、柳、星、张、翼、轸七宿，其形如鹑鸟，曰'前朱雀'。西方奎、娄、胃、昴、毕、觜、参七宿，其他形如虎，曰'右白虎'。北方斗、牛、女、虚、危、室、壁七宿，其形如龟蛇，曰'后玄武'。"

二十八宿列布四方，统一以中宫三垣为中心轮转，于是四象二十八宿与中宫三垣一起，形成古代中国人视野中的星空世界模型。正如张衡所言："一居中央，谓之北斗。四布于方各七，为二十八舍。"《洛书说》："天之星有五宫，东宫苍龙，北宫玄武，西宫白虎，南宫朱鸟，中宫紫微垣是也。"这也形成了古代中国人土枢四象五行一体的思维方式（图6-6）。

在现实世界中，我们发现一年当中星宿的呈现与四时的流转在五行属性上并不十分契合，春时五行属性为木，夜空中的星宿呈现却是南方朱雀七宿，夏时五行属性为火，星象呈现却是东方青龙七宿，秋时属金呈现北方玄武七宿，冬时属水却呈现西方白虎七宿，这是由于经过时间的推移，天地运转发生了些许位移。星宿中存在中宫四象，这是对宇宙天区中的空间定位，是建立在视野可见的宇宙范围的概念之上的，这在古人的概念中称为天球，而时间中存在四时轮转，这是对地球在日行黄道平面中公转位置的定位，是建立在太阳系中地球公转的概念之上的。这两个系统完全不在一个层次上，虽然

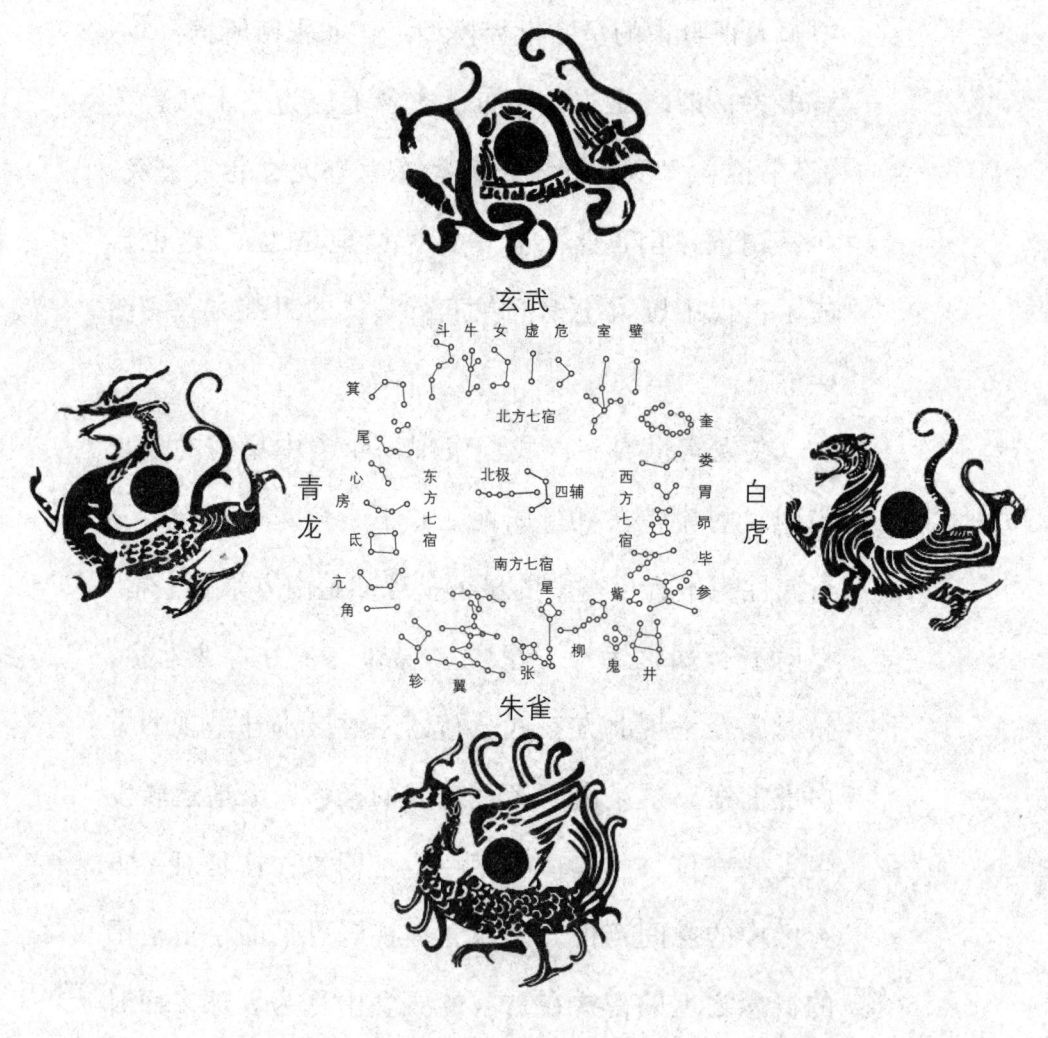

图 6-6　四象二十八宿图

在各自的系统内部都有木火金水的分化，但是我们不能因为它们的五行属性，就将不在一个范围内的两个概念绑定。比如地理方位中也有东、西、南、北、中的四方五行认识，这是对地球自身方位的定位，和代表地球公转的四时五行也不在一个层次上。当地球公转到春的时空环境中时，在地球空间内并不是只有东方进入春时，东、南、西、北、中五方都会进入春时，这是两者的区别。春时和东方虽然同属木，这是针对各自的系统而言气象相同，所以《黄帝内经》用了一个"应"字来表达这种关系，同声相应，同气相求。正如《钟吕传道集·五行》所言："在象为青龙，在方为甲乙，在物为木，在时为春。"

虽然星相、四时和四方在五行属性上表现相同，但是他们所代表的系统层次是不同的，因此我们不能简单地将其对号入座。这说明土枢四象的五行系统本身就是在一个整体系统的概念之下，四象中的木火金水运化一体共同构成土的意义。正如《周易参同契》说："日月为易，刚柔相当，土旺四季，罗络始终，青赤黑白，各居一方，皆秉中宫，戊己之功。"《子平真诠》所言:"天地之间,一气而已,惟有动静,遂分阴阳。有老少,遂分四象。老者极动极静之时,是为太阳太阴;少者初动初静之际,是为少阴少阳。有是四象,而五行具于其中矣。水者,太阴也;火者,太阳也;木者,少阳也,金者,少阴也;土者,阴阳老少,木火金水冲气所结也。"

在四象二十八宿宇宙观的指导意义下,土枢四象的五行思维注重时空一体的整体性,也就是中土的意义,四象是对中土运化的分别认识。黄元御在《四圣心源》中,用天地之气升降产生的四季变化,来阐述这种四象一体的整体性:"盖天地之位,北寒南热,东温西凉。阳升于东,则温气成春,升于南,则热气成夏;阴降于西,则凉气成秋,降于北,则寒气成冬。春之温生夏之热,夏之热生秋之凉,秋之凉生冬之寒,冬之寒生春之温。土为四象之母,实生四象。"草木随着四时五行的变化,春生夏长,秋收冬藏,这是一个完整的四象变化过程,而草木生命中生长发芽、开花结果以及落叶归根的荣枯轮回,也是一个完整的四象变化过程,这说明四象代表的是升降出入的气机变化。升降出入,无器不有，我们将运动状态下身体的气机变化用四象来认识，可以对整个四象一体的五行原理认识得更加深刻。刚开始运动的时候，身体内的心率、呼吸逐渐加快，体温升高，但尚未到达出汗的程度，代表人体的气机开始生发，这种状态五行属性为木；由身体发热，到一定程度下开始汗出淋漓，代表人体的气机处于发散状态，这种状态属性为火。停止运动之后，身体出汗开始慢慢减少，呼吸、心率逐渐减慢，体温逐步下降，气机开始收敛，这个过程中的五行属性为金；最后汗出停止，呼吸、心率及体温均回复到运动之前的状态，气机收藏回到脏腑，这时五行属性为水。从整个运动过程来看，这经历了一个完整的一气周流过程，木火金水分别代表身体一气周流过程的四个阶段。这一切都建立在脏腑系统整体性的基础之上，有了这个整体性，气机的升降出入开阖才会稳定，这就是五行属性中土的意义。

传统中国人追求的建筑学理念，也来源于对四象原理的应用。以传统民居建筑为例分析，因为中国位于北半球，坐北朝南的走向有利于顺应地球磁场的变化。北宫应象玄武，以厚重为特点，因此北屋高起如同靠山，是人休养生息的地方。南宫应象朱雀，以开阔平坦为宜，有利于整个院落的采光。东方为日出之处，阳气升发的地方，为木，是青龙出水之象，因此家中水井一般位于东侧。西方为日落之处，阳气收藏的地方，为金，是白虎下山之意，因此家居中磨盘居西方。东南西北四方围绕在中宫庭院四周，是土枢四象五行的最好体现。

  一言以蔽之，五行生克思想来源于古人对五大行星运行顺逆现象的观察，而土枢四象的五行一体思想则来源于古人对恒星观察的分区定位，都是古人对天象原理的观察总结，正所谓"天垂象，地成形，圣人则之"。

第7章 分天干五行生克，合地支六气主从

一、干支纪历

历法是一个国家民族至关重要的文明根基，代表一个民族对宇宙时空的认识，是人们对天地环境变化的总结，对人类社会的生产生活具有指导意义。在中国历史上，每到改朝换代时政府都会颁布新的历法，以此来昭示新政权的合法性。皇帝都宣扬自己是天命所归，是上天之子，而上天授意的最主要表现就是历法。而有些前朝遗老们，有些时候为了表示对新朝廷的反抗，仍然会沿用前朝历律，即不奉正朔，"正"代表每年的第一个月，"朔"代表每月的第一天，正朔代表了一种新的开始。应用了一种历法就代表顺从了这种文化传统，很可悲的是我们已经放弃了中华民族的正朔。现在政府颁布的历法

是国际上通用的公元纪年历法，又称格里历，最开始起源于西方基督教思想，以耶稣诞生为公元纪年，是一种纯粹以太阳回归周期为标准制订的历法，所以在这套历法中没有月球的位置。在中国古代，传统古历法已经发展到了一定的高度，从上古六历一直到西汉的《太初历》，这时中国人的宇宙观已经成型，历法也已经趋向完备，已经有了闰月的认识，二十四节气正式出现在政府编撰的历法中。随后经过不断的发展完善，东汉的《四分历》已经将太阳回归年的周期精确到365又1/4日，南北朝时期祖冲之的《大明历》引入了岁差的概念，到了元朝郭守敬的《授时历》达到高峰，当时对太阳回归年的计算已经精确到365.2425日，与现行公历回归年的时间计算无异。在传统中国历法的发展过程中，最显著的一个特点就是阴阳合历，将太阳回归周期与月相变化周期统一协调在一起，形成了独特的律历系统。历法建立在一个民族宇宙观的基础之上，从一个民族历法的创建到完善的过程中，可以看出这个民族智慧与文明的闪光点。西方历法把时间看作不断往前延伸的一条轴，时间的前进就是数字的增加，永无休止。在中国传统历法的观念中，对时间的认识观念是不同于西方的，古人认为时间是循环向前的，与天体运转的意义相同，有法可依，有迹可循。

周而复始的时空观念形成了传统历法中独特的纪时方式，即以十天干与十二地支相配合的干支纪时法。至少在殷墟出土的甲骨文时代，干支就已经被广泛应用于纪时生活中，干支纪时的观念贯穿在历法发展的始终，因而干支成为中国纪时历法文化中的基因。根据《五行大义》中记载，干支是黄帝的史官大挠创制的，"采五行之情，占斗机所建，始作甲乙以名日，谓之干，作子丑以名月，谓之支。有事于天则用日，有事于地则用月。阴阳之别，故有支干名也"，以干支配合形成甲子，成为纪历的符号。

从现代天文学的基本认识来分析，我们处在一个月－地－日三级系统稳定运转的宇宙世界中。太阳是恒星，相对来说是不动的，地球围绕太阳公转，因此被称为行星，实际上太阳也一定在围绕更高等级的宇宙系统公转，这样太阳就变成了行星，正如月球作为卫星围绕地球公转一样。在亿万年的周期变化中，我们的生命像蜉蝣一样短暂，很难观察到太阳公转的存在，正所谓"朝菌不知晦朔，蟪蛄不知春秋"，于是跨越太阳系的等级之上，我们的生命能感受到影响微乎其微，这种影响只有在人类历史长河的大环境中才有意义。对于个人百二十年的生命周期而言，这是一个太过巨大的宇宙世界，我们无福消受。目前，我们个人所能感知到的最大宇宙仅到太阳系为止，包括太阳自身的活动变化以及太阳系中其他行星的公转影响。我们生存的太阳系世界就像一棵大树，而我们的生命就如同这棵树上的小小叶片，至于太阳系之上的宇宙，就像整个森林一样辽阔。整个宇宙世界对于个人生命产生的意义，我们可以从两个方面来认识：一者，地球之外的日月星辰运转对地球产生的影响，进而影响地球上的生命，这种影响比较间接，就如同大树中树干之于树叶的作用；二者，地球自身运转产生的环境变化对生命的影响，这种影响相对比较直接，如同大树中树枝之于树叶的意义。树干和树枝共同影响着叶片的生存，就如同人受天覆地载的阴阳合气而生，这是天干地支思想的来源。正如《三命通会》讲："天干者，犹木之干，强而为阳；支者，犹木之枝，弱而为阴。"天干思想起源于太阳系中的太阳活动和行星运转，而地支思想则起源于地球自身的自转和公转运动，就如同树干和树枝一样存在逻辑上的先后关系。蔡邕曰："干，干也。其名有十，亦曰十母，即今甲乙丙丁戊己庚辛壬癸是也；支，枝也。其名十有二，亦曰十二子，即今子丑寅卯辰巳午未申酉戌亥是也。"太阳就如同母亲，地球就如同孩子，而太阳系中的其他行星就如同兄弟姐妹，天干代表来自父母兄弟的影响，而地支代表自身变化因素的影响。

二、天干十日与五行生克

在中国古代的神话传说中，东方海上有仙山，名曰蓬莱，山上有神树，名曰扶桑，树上有神鸟，名曰金乌，金乌三足，载日而出，一共有十只，他们是帝俊与羲和的十个孩子。正如《山海经·大荒南经》中记载："羲和者，帝俊之妻，生十日"，以及《山海经·海外东经》说"汤谷上有扶桑，十日所浴，在黑齿北，居水中，有大木，九日居下枝，一日居上枝"的记载，这是对十日神话传说的记述。十个太阳轮流执勤，每天出一日，由金乌负载出没，十天轮转一周，历法中称为一旬。《山海经·大荒东经》说"汤谷上有扶木，一日方至，一日方出，皆载于乌。"在四川三星堆出土的文物中，就有一件青铜扶桑神树，可见古代对十日的认识非常广泛。在尧帝时，十日并出，焦灼大地，生灵涂炭，尧命后羿射去九个，只留下一个，这就是后羿射日的传说。故事传说的真实性暂且不论，天有十日的认识可能是古代十天干思想的来源。现代天文学家观察太阳处在一定的变化活动中，产生太阳黑子、太阳耀斑、日珥等现象，太阳活动的变化周期大约为11年，这可能是古人产生天有十日认识的由来。天有十日，一年当中的四季轮转因太阳变化而产生，因此在历法中有将一个太阳回归年分为十个月的十月历，每月三十六天，这在彝族等少数民族历法中仍然有保留。其实十月历正确的叫法应该叫十日历，一个太阳回归年的时间由十个日分管，每个日管三十六天。

第7章 分天干五行生克，合地支六气主从

月代表的是月球运转周期，因为月球朔望周期很明显要比假想的十日历要直观，而一个太阳回归年的时间大约经历十二次月相盈缺，后来就形成了十二月历，而十二个朔望周期要比每个太阳回归周期短11天，古人就用阴阳合历中的闰月来平衡。十日历和十二月历是十天干十二地支的来源，故曰"始作甲乙以名日，谓之干，作子丑以名月，谓之支，有事于天则用日，有事于地则用月"，日为干，象天，月为支，象地，名为天干地支，这里所说的日月系统层次不一样，如果将这里的日理解为昼夜周期的概念，那逻辑上就讲不通了。

关于十天干起源的认识还可以参考太阳系中的五星运转，对于五行原理的认识来源于古人对于五星运行的观察。由于天王星与海王星距离地球太远，亮度太暗且运行速度慢，用肉眼很难发现它们的存在，因此古人只在太阳系中观察到五大行星的存在，所谓"文曜丽乎天，其动者七，日、月、五星是也，周旋右回"。就像月球围绕地球公转，对地球引力的影响产生潮汐现象一样，五星在运转过程中会对地球的磁场产生影响，从而产生气候的变化。比如木

星影响力强时，在地球上的气候可能表现出风气盛，火星影响力强时气候表现偏热，水星影响力强时气候表现偏湿润等，五星对地球的气候影响形成五运，在自然界中就表现出了五行属性。因为五星处于运动之中，对地球气候的影响就会有强弱，近地则强，远地则弱，因此五行属性各有阴阳两方面，因此五行分化阴阳扩展开来就成为十天干。

十天干是由五行分属阴阳而成的，因此言天干必谈五行，天干反映的是来自地球自身因素之外的太阳系统影响，因此天干内部的五行之间以生克关系来表达。十天干之内的五行分属有两种形式：一者是天干分属五行，木分阴阳有甲乙，火分阴阳为丙丁，土分阴阳成戊己，金分阴阳为庚辛，水分阴阳为壬癸，如同河洛数理中以奇偶分阴阳，代表事物的基本属性。甲、丙、戊、庚、壬为阳干，如同河洛数理中奇数为阳，丁、己、辛、癸、乙为阴干，如同河洛数理中偶数为阴，这是十天干中的整体五行分属，是一个五行大循环，内部有两个五行小循环（图7-1）。天干分属五行的第二种形式是天干合化五行，甲己相合化土，乙庚相合化金，丙辛相合

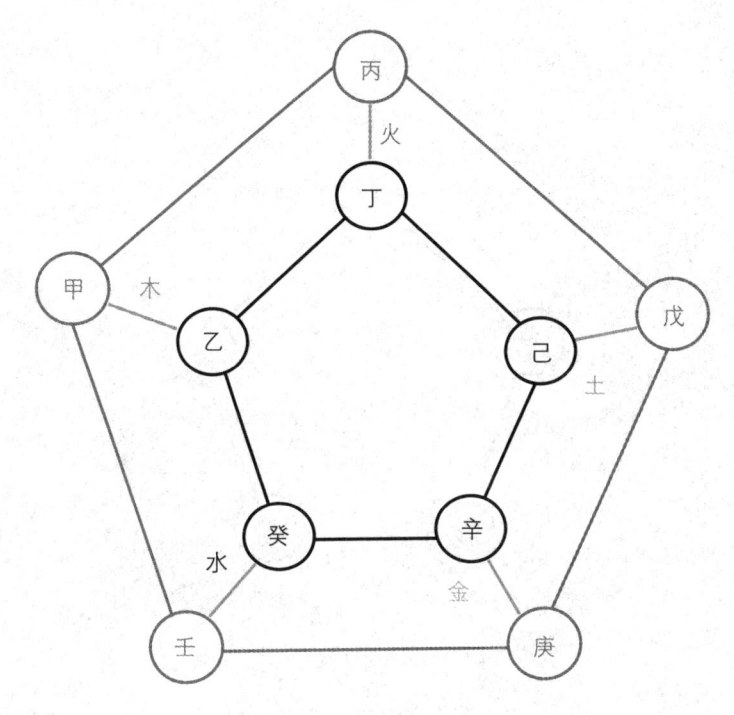

第 7 章　分天干五行生克，合地支六气主从

图 7-1　五行循环示意图

化水，丁壬相合化木，戊癸相合化火，类比河洛数理中的生成关系，其中甲、乙、丙、丁、戊如同数理中的生数，己、庚、辛、壬、癸如同数理中的成数，代表事物之间的联系性，如同"天一生水，地六成之"，这同样也是一个五行大循环，内部有两个五行小循环（图 7-2）。将这两种关系在一张图上表示出来，就产生了五行之间的生克关系，图 7-3 左侧是五行的相生顺序，右侧是五行的相克顺序，这

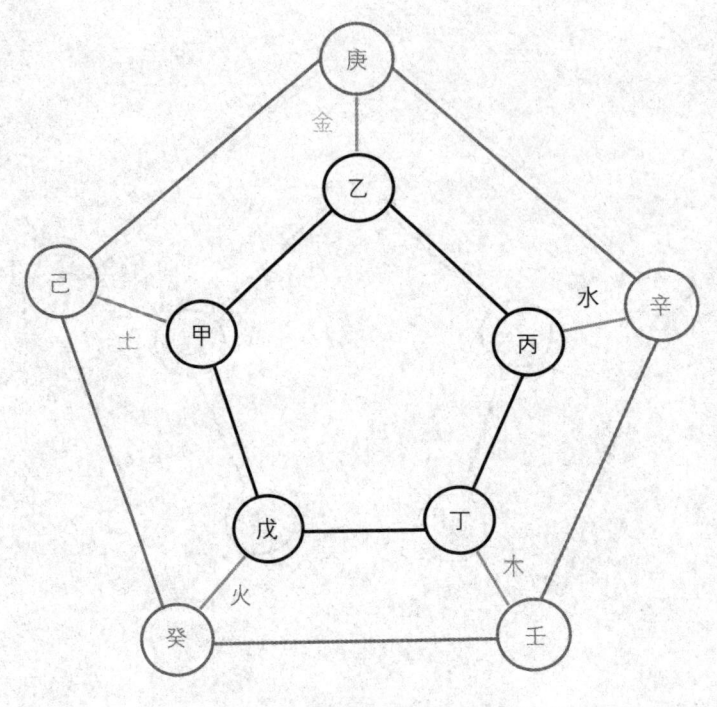

图 7-2 五行小循环示意图

也是螺旋结构的一种表达方式。

三、地支十二月

不论天干起源是由于五星运转还是太阳活动，十天干都代表来自地球自身之外的太阳系中的影响因素，太阳系中的影响对于地球上的生命而言是间

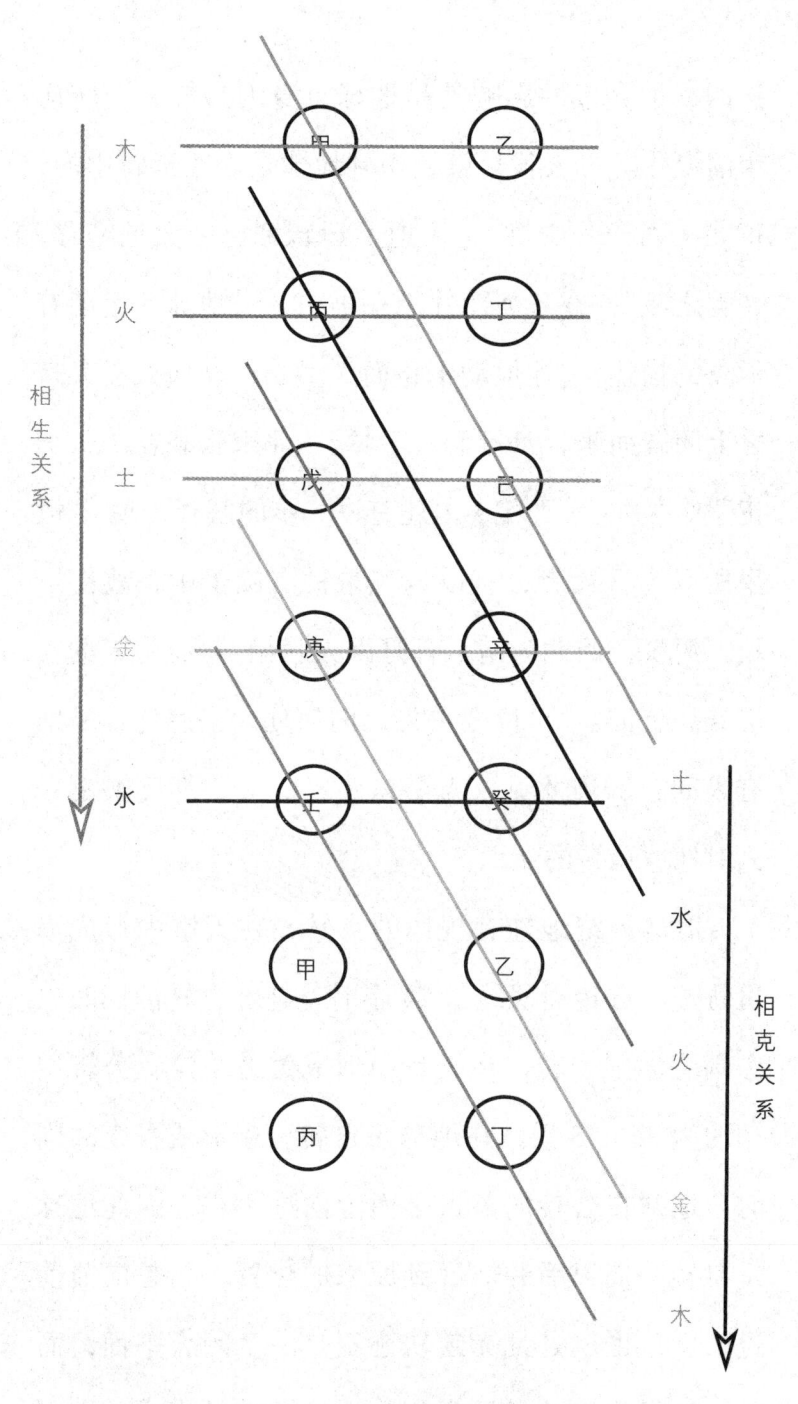

第7章 分天干五行生克，合地支六气主从

图 7-3 五行生克顺序示意图

接的，最直接的影响就是地球自身因自转和公转产生的变化。古人很早就认识到地球是处在运转中的，正如《列子》中讲"（天地）运转靡已，大地密移，畴觉之哉"。在《河图纬》一书中，对地球的运动有形象的描述："地恒动不止而人不知，譬如人在大舟之上闭牖而坐，舟行而人不觉。"北宋张载在《张子正蒙论》中《参西编》内还有进一步的解释，说："恒星所以为昼夜者，直以地气乘机右旋于中，故使恒星、河汉，回北为南，日月因天隐见。"而南宋词人辛弃疾有词："可怜今夕月，向何处，去悠悠？是别有人间，那边才见，光影东头？"这些都反映出古人对地球运转的认识。

地球围绕地轴有规律的自转，在天空中形成赤道轨迹，自转周期约为24小时，地球自转的同时也在围绕太阳公转，在天空中形成黄道轨迹，公转周期约为365.25天。在地球每自转一周形成昼夜的同时，地球在公转的黄道平面上前进一步，因此地球每自转一周以后并非回到原来的位置，而是向前前进一度，也就是说赤道轨迹不是一个闭合平面，而是一种像弹簧一样环环相扣螺旋向前的模式。太阳同样在围绕更大等级的银河系统公转，形成一个更大的公转平面，在地球每公转一周的同时，太阳也在自己的公转轨迹上移动前进，相当于地球公转一周以后不是回到原点，而是会移动些许，在地球公转基础之上是一个更大的螺旋前进方式，这在古代称岁差，约每70年前进一度，26 000年移动一周。因为地球在自转过程中，地轴角度会发生轻度的偏移，造成岁差的存在，所以处在地轴延伸线周围的极星也会变化不定，也就是说不同时代所看到的北极星是不同的，这就是《吕氏春秋》讲的"极星与天俱游而天极不移"。

如果以地球固定不动作为宇宙坐标，相应的就有了日月星辰围绕地球运转的地心说认识，而日月星辰的轮转以地轴延伸线上所在的极星为中心。在古人的认识中，极星是天帝居所，是中宫所在，二十八宿就是天帝的疆域，星宿轮转就是天帝在巡视自己的疆域，如同皇帝巡游全国一样，而天帝乘坐的车子就是北斗七星，在许多汉墓出土的壁画中都有这样的描述，皇帝乘车视察，车上画有北斗七星的图案。因此《史记·天官书》说："斗为帝车，运于中央，临制四乡，分阴阳建四时均五行，移节度定诸纪。"《淮南子·天文训》说："帝张四维，运之以斗。"斗柄所指就是天帝所到之处，正所谓斗转星移。二十八星宿就是天帝在视察过程中暂住的行宫，因此被称为宿或舍。某些星宿可以出现在特定时空环境下，于是这些星宿就有了定位时间和季节的作用，正如《尚书·尧典》中记载"日短星昴，以正仲冬""宵中星虚，以殷仲秋"，《礼记·月令》中记载"孟春之月，日在营室，昏参中，旦尾中"。

因地球自转，一日之中天行二十八舍，北斗七星相应的轮转一周，同时因地球公转，日行黄道，在不同的季节，夜晚同一时刻的星象呈现不同，北斗星的指向方向也不相同，古人称为斗建。即选定固定的时间参考北斗所建，昏建者杓，夜半建者衡，平旦建者魁，可以发现一年之中斗建之地沿着十二辰的顺序流转。以北斗昏所建之地与月份和节气相对应，可以用来指示一年当中的季节和气候变化，形成了地支纪时的历法，这与日行黄道造成一年当中二十八星宿流转的意义相同，于是十二地支的源起与二十八星宿具有相同的意义。传统文化中将

第7章 分天干五行生克，合地支六气主从

十二地支配以十二个动物，形成了十二生肖的民俗，而在二十八宿的神兽形象中，就已经包含了十二生肖，也就是对应了十二地支。

角木蛟、亢金龙、氐土貉、房日兔、心月狐、尾火虎、箕水豹；斗木獬、牛金牛、女土蝠、虚日鼠、危月燕、室火猪、壁水獝；奎木狼、娄金狗、胃土雉、昴日鸡、毕月乌、觜火猴、参水猿；井木犴、鬼金羊、柳土獐、星日马、张月鹿、翼火蛇、轸水蚓。

二十八宿与十二地支的对应关系如图7-4所示。

在图7-4中我们发现，十二地支与二十八星宿的流转顺序是不同的，十二地支顺行而二十八星宿逆行。二十八星宿逆行，以一年当中太阳在黄道平面上的位置变化为参考坐标，正如冬至日在斗，夏至日在井，春分在奎，秋分在角。从地球上观察，这个顺序是自西向东发生的。十二地支顺行，以一日当中太阳在天球赤道平面上的位置变化为参考坐标，与地平方位的东南西北是统一的。正如我们常说的正午子夜，从地球上观察，顺序是自东向西发生的，于是造成了二十八宿和十二地支的相背而行。

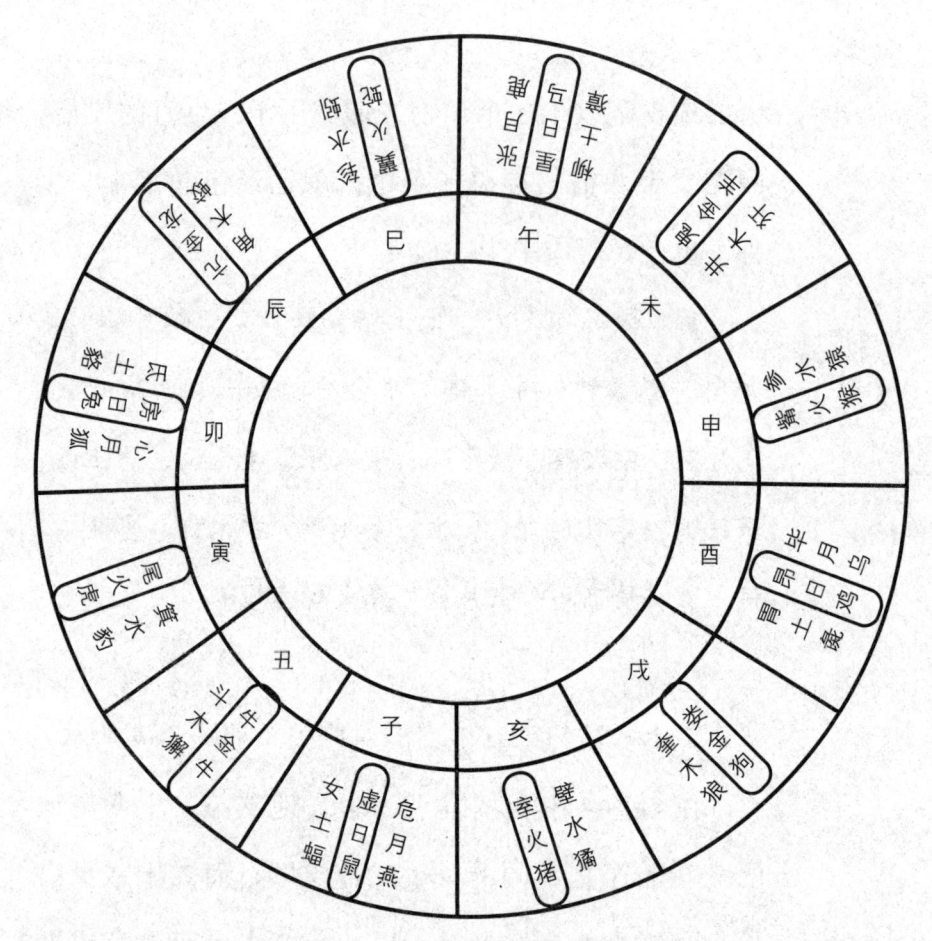

图 7-4 二十八宿与十二地支的对应关系

十二地支与二十八星宿是对天区分区的不同认识，一者以天球赤道为基准，一者以天球黄道为基准，二者相对，反映的是人在地球上对地球自转和公转现象的观察。当我们在面向北极星观察星象时，北斗七星的斗柄指向是逆时针自西向东轮转的，而当我们面向南方观察星象时，二十八星宿的轮转方向

第7章 分天干五行生克，合地支六气主从

是顺时针自东向西的，十二辰与二十八宿的轮转方向相反。这是对天行自转的观察，对日行公转现象的观察也是这样，两者的轮转方向均呈现相背而行的特点。屈原在《天问》中说："天何所踏，十二焉分？"十二地支被广泛应用，年有十二月，正月建寅，二月为卯；日有十二时，平旦日出寅时起，至子丑而夜尽。为了描述太阳东升西落的运动轨迹变化，将黄道平面均分为十二辰，以十二地支命名。十二为天之大数，这个数字是怎么来的呢？一者与岁星十二年的运转周期有关。岁星在天空中运转的过程中，运转位置一年一变动，沿着周天运转回归约十二年，而岁星的运转轨道与黄道面基本重合，因此古人根据岁星周期将周天黄道面自西向东划分十二次，用以纪年。二者与一年之内的十二个朔望周期有关。在一个太阳回归年的时间内，日月相会十二次，因此古人将黄道平面自东向西十二均分，用以描述每个月中太阳在黄道面上的位置变化，称为月建。不论十二次还是十二辰，都是将周天运转划分十二，这是地支十二数的来源，代表了地球自身运转带来的变化，正所谓"占斗机所建""作子丑

以名月，谓之枝""有事于地则用月"。

四、十二地支的五行关系

十二地支反映地球自身运转产生的变化规律，因此十二地支与五行的对应关系是土枢四象模式。十二地支的五行分属也有两种形式。一者是反映地支属性的三会五行，在二十八宿与十二地支的对应关系中，寅卯辰来源于东方苍龙七宿，亥子丑来源于北方玄武七宿，申酉戌来源于西方白虎七宿，巳午未来源于南方朱雀七宿，以此为基础形成地支与五行分属的三会局。寅、卯、辰三会东方木，在时为春；巳、午、未三会南方火，在时为夏；申、酉、戌三会西方金，在时为秋；亥、子、丑三会北方水，在时为冬。这种五行分属适应了传统观念上的四时和四方，天有四时，地有四方，人有五脏应之。因为土治中央，枢转四象，所以脾主四时之末的十八日。正如《素问·太阴阳明论》讲："脾者土也，治中央，常以四时长四脏，各十八日寄治，不得独主于时也。"因此在木火金水的地支对应中分出末支以

第7章 分天干五行生克，合地支六气主从

应土气，就形成了地支与五行属性的对应关系。

寅卯属木，寅为阳木，卯为阴木。
巳午属火，午为阳火，巳为阴火。
申酉属金，申为阳金，酉为阴金。
子亥属水，子为阳水，亥为阴水。

辰戌丑未属土，辰为湿土，生木二支；戌为燥土，生金二支；丑为寒土，生水二支；未为温土，生火二支（图7-5）。

十二地支与五行的另外一种分属方式，反映地支之间的合化关系。在十二地支的生化顺序中，以子午为经，如同一天当中的气机升降运化，卯酉为纬，如同一天当中的昼夜阴阳表现，经纬交织确立了地支中四正的中心地位。五行在长生十二宫中依次流转，子、午、卯、酉分别为水、火、木、金的帝旺之处，将五行在十二宫中的长生、帝旺和墓的三支分别剥离出来，代表每一行生壮老已的生理过程，就形成了十二地支的三合关系，申、子、辰三支合水，寅、午、戌三支合火，亥、卯、未三支合

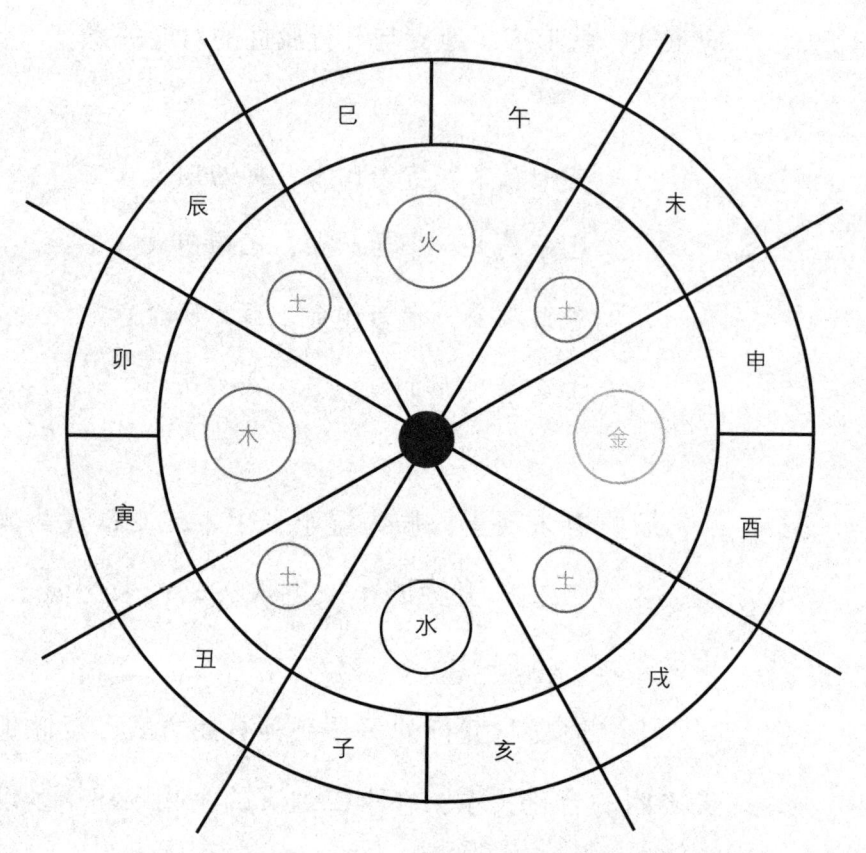

图 7-5 地支与五行对应关系示意图

木，巳、酉、丑三支合金（图 7-6）。按照十二地支三合中的五行属性分析，子为水，丑为金，寅为火，卯为木，这是一个完整的四象循环。辰、巳、午、未同样分属水、金、火、木，也是一个完整的四象循环，申、酉、戌、亥同样如此，与十二经脉内部的三循环如出一辙，三合如同三阳之间的关系。这

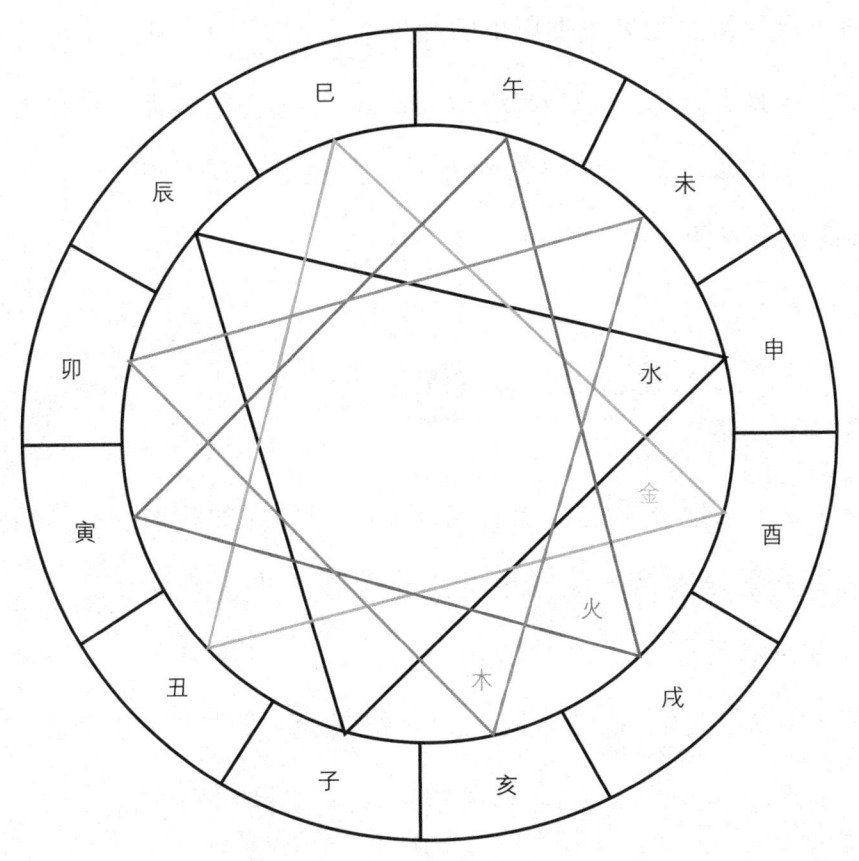

第7章 分天干五行生克，合地支六气主从

图 7-6 十二地支三合关系示意图

说明十二地支依据三会关系分属五行，是在地支中形成的整体五行大循环，是一个大系统。在这个大系统内部存在着三合小系统，分别是低等级上四象关系构成的小循环，体现十二地支中的三合关系。十二地支是像弹簧一样的结构，由三个环节构成，横看是木火金水的四象五行关系，纵看是三合关系，而土行就是四象运化表现出的螺旋轴（图 7-7）。《史记·天官书》讲："为天数者，必通三五？"三和五不仅仅代表天象中的三光和五星，更是指代哲学思维上的三和五。

五、天干五运与地支六气

在十二地支中也存在着与河洛数理一样的相对阴阳关系，这就是地支中的六合关系。十天干中因为相对的阴阳关系形成五运，五运中有生克关系（图 7-2）。正如《素问·天元纪大论》说："甲己之岁，土运统之；乙庚之岁，金运统之；丙辛

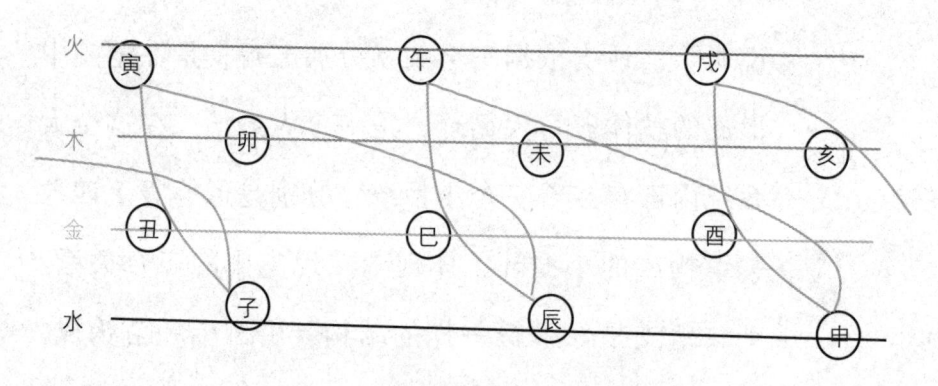

图 7-7　四象运化螺旋轴示意图

第7章 分天干五行生克，合地支六气主从

之岁，水运统之；丁壬之岁，木运统之；戊癸之岁，火运统之。"十二地支中因为相对的阴阳关系形成六气，六气中有主客关系，子、寅、辰、午、申、戌为阳支，丑、卯、巳、未、酉、亥为阴支，子丑相对，寅卯相对，辰巳相对，午未相对，申酉相对，戌亥相对，如同数理中以奇偶分阴阳，这种六合关系形成一年当中六气之主气（图7-8）。子、丑、寅、卯、辰、巳，左升为阳，午、未、

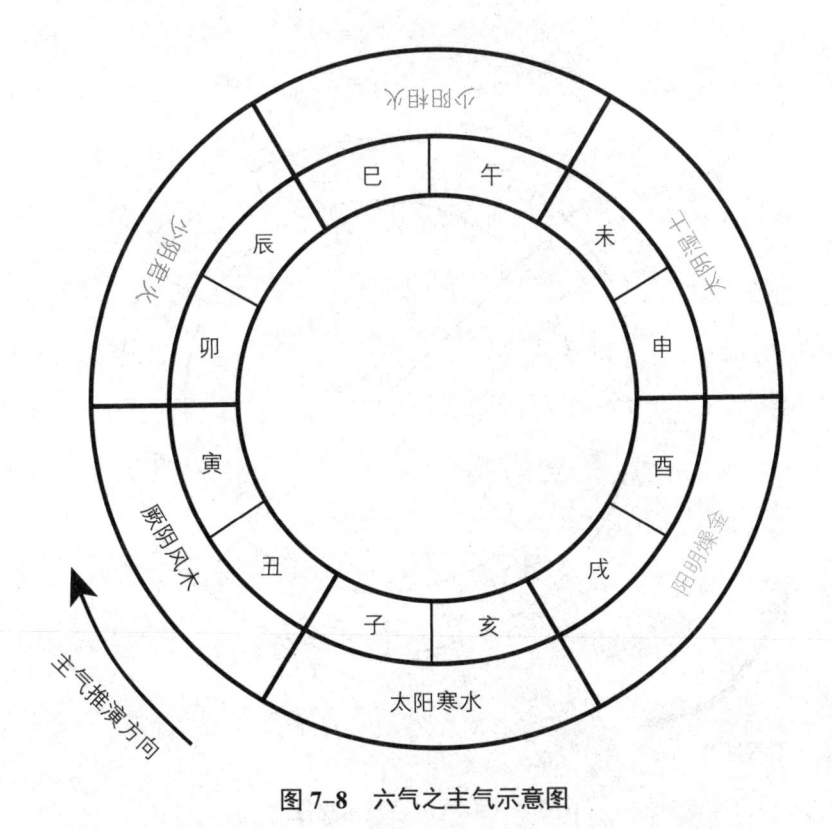

图7-8 六气之主气示意图

申、酉、戌、亥，右降为阴，子午相冲，丑未相冲，寅申相冲，卯酉相冲，辰戌相冲，巳亥相冲，如同数理中的生成关系，这种六合关系形成一年当中六气之客气（图7-9）。

十天干和十二地支内部分别存在着低等级上的小系统，周而复始，循环不已，形成两套各自独立的哲学系统，而天干与地支分别作为一个独立的整体，两者结合，共同建立起一个更大等级上的甲子

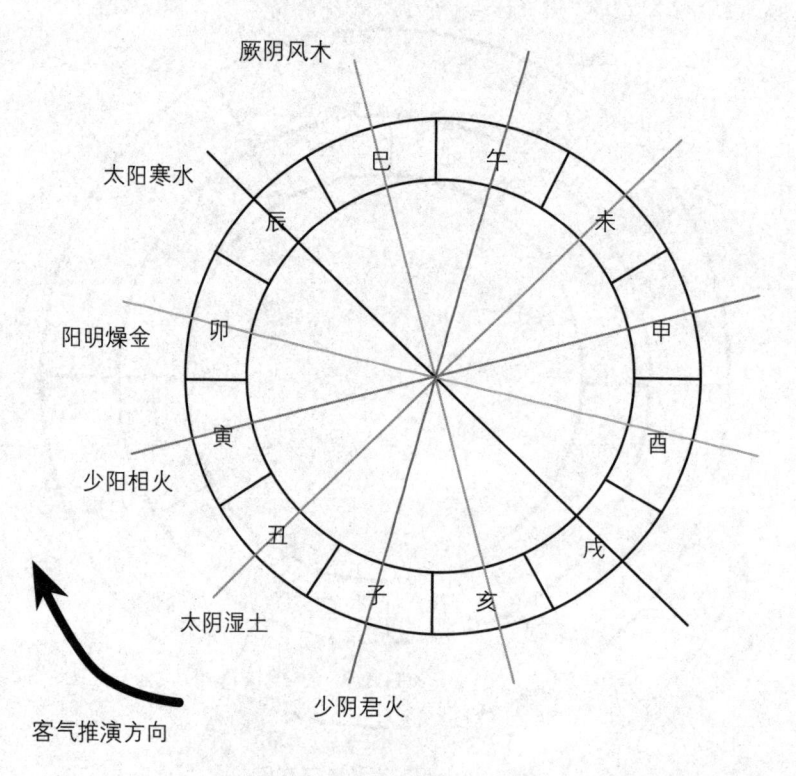

图7-9 六气之客气示意图

循环，广泛应用于传统文化的方方面面，比如命理、占卜、择日、风水、中医等。在很多人的观念里这些都是封建残余，应当坚决予以取缔，然而真正科学的精神应该是保持一种公正的心态，客观地评价这些学科的存在意义，探寻天干地支的哲学原理，探寻其背后传达出的世界观、宇宙观。对原始科学进行深入探寻，有利于我们更好地理解宇宙世界，更好地对现代科学进行研究和应用。

六、六十花甲子与纳音五行

干支相合形成六十年花甲子周期，是历法当中的计时应用，背后蕴含着诸多天地运行的现实意义。干支相合代表天地合气对人的影响，来自地球外的日月星辰流转和地球内的自身运转两方面结合，共同对生命变化规律所起的作用，就是五运六气的意义。运的意义主要来自天干，代表地球外日月星辰的运动规律，以五行变化为周期，而气的意义来自地球本身，代表地球自身的运动变化规律，以六气变化为周期。天干有十，如同树干，地支有十二，如同树枝，两者结合形成五运六气的生命周期，这个生命周期为什么是六十年，而不是一百二十年呢？因为天干和地支两者都是处于持续的运动当中的。天干与地支起源于天体运行，天体运行都处于无休止的运动当中，并且是同步的。比如月球围绕地球公转前进，地球也在围绕太阳公转前进，月球在公转轨道上完成一周的同时，地球在公转轨道上也会前进一步，就如同齿轮之间的配合一样。因此天干在按照从甲到乙到丙的顺序依次前进的同时，地支也在按照从子到丑到寅的顺序依次前进，天干与地支两者流转均如同天体运行一样循环不已，于是从一个甲子走到另一个甲子只需要六十年。如果是一百二十年的运转周期，那就相当于有一方不动，一方在前进，显然是不符合宇宙运化的逻辑规律的。另外，六十年的花甲子周期，也代表着太阳系中五大行星运转周期的最小公倍数。在五大行星中，木星与土星的公转周期最长，木星大约为十二年，土星大约为三十年，经历过一个六十年的甲子周期之后，五大行星分别回到最开始的位置上，这代表另一种新的开始。而干支相合构成的这个甲子周期循

第7章 分天干五行生克，合地支六气主从

环，内部存在更高等级上的五行属性，这就是纳音五行，俗称"六十花甲子纳音"。

甲子乙丑海中金，丙寅丁卯炉中火，戊辰己巳大林木，庚午辛未路旁土，壬申癸酉剑锋金。

甲戌乙亥山头火，丙子丁丑涧下水，戊寅己卯城头土，庚辰辛巳白蜡金，壬午癸未杨柳木。

甲申乙酉泉中水，丙戌丁亥屋上土，戊子己丑霹雳火，庚寅辛卯松柏木，壬辰癸巳长流水。

甲午乙未沙中金，丙申丁酉山下火，戊戌己亥平地木，庚子辛丑壁上土，壬寅癸卯金箔金。

甲辰乙巳佛灯火，丙午丁未天河水，戊申己酉大驿土，庚戌辛亥钗钏金，壬子癸丑桑柘木。

甲寅乙卯大溪水，丙辰丁巳沙中土，戊午己未天上火，庚申辛酉石榴木，壬戌癸亥大海水。

在六十花甲子周期内部，两支同纳一音，六十花甲子一共三十音，三十音中五行各六，根据其五行属性的强弱做出区别，比如金性强者取象剑锋，可为刀剑之用，弱者取象金箔，只能做包装之用，那么五行属性强弱的划分依据是什么呢？那就是由五行所处的时位状态决定的。在十二地支对应

的十二宫中，每一宫都代表不同的时空环境，五行在十二宫中都有自己的长生顺序，所处十二宫的位置不同，气场的强弱也就不同。比如木行长生于亥宫，从子宫到戌宫的位置分别对应沐浴、冠带、临官、帝旺、衰、病、死、墓、绝、胎、养的过程，因此木在寅卯宫的环境中时，木性与天地环境的属性相同，得天地所助木气最强盛，法象天地间的松柏，凌冬不凋谢。而在申酉宫的时节，木性受到天地环境中的克伐，木气虚弱仅仅像石榴木一样，只能圈养在家中，木行在长生十二宫中取象分别为松柏木、大林木、杨柳木、石榴木、平地木、桑松木，两宫一象。纳音五行中的其他取象也是同样的道理，取决于所处地支十二宫的天地环境，因为地支的影响是直接的，而天干的影响是间接的，因此纳音五行的属性强弱取决于地支而不是天干。

在六十花甲子中，五行代表五运，来源于天干，六音代表六气，来源于地支，代表天地合气产生的生命规律，生命节律存在于任何一个环节中，因此对于五运六气原理的应用不仅仅存在于六十花甲子中，存在于生命节律中的方方面面。在传统物候学中认为五日为一候就是五运，六候为一月就是六气，五日六候的月节律就是一个微缩型的五运六气，两个月就是一个花甲子，因此两月构成一年六气中的一气。天干地支的哲学思想存在于生命节律的任何系统中，大而成花甲子，小而有五运六气三合，环环相扣，循环向前。

中国科学技术出版社·中医原创图书推荐

书 名	作 者	定价（元）
中医临床		
朱良春精方治验实录	朱建平	26.50
柴松岩妇科思辨经验录：精华典藏版	滕秀香	49.80
印会河脏腑辨证带教录	徐远	35.00
印会河理法方药带教录	徐远	35.00
人体经筋解剖图谱：图解学习人体经筋解剖及筋结点	刘春山，刘菏婧	68.00
人体经筋循行地图	刘春山，刘菏婧	59.00
针灸经外奇穴图谱	郝金凯	182.00
《黄帝内经》七论新编	阎钧天	39.80
《金匮要略》经纬	阎钧天	39.80
五运六气推算与应用	阎钧天	39.80
运气伤寒临证指南	阎钧天	39.80
男科疾病中西医诊断与治疗策略	邹如政	39.80
扶阳显义录	王献民，张宇轩	45.00
百治百验效方集	卢祥之	29.50
百治百验效方集·贰	张勋，张湖德	35.00
百治百验效方集·叁	张勋，张湖德	35.00

书　名	作　者	定价（元）
王光宇精准脉诊带教录	王光宇	29.50
王光宇诊治癌症带教录	王光宇	35.00
中医脉诊秘诀：脉诊一学就通的奥秘	张湖德，王仰宗	29.50
胡思荣中医临床带教录	左明晏，许从莲	29.50
肿瘤中医临证精析	赵献龙，马继松，孙锡高	29.50
振腹推拿	付国兵，戴晓晖	65.00
国医大师验方秘方精选	张勋，马烈光	29.50
李济仁痹证通论	李济仁，仝小林	29.50
中医名家肿瘤证治精析	新安，李济仁	29.50
中医畅销书		
经方讲习录	张庆军	48.00
陈国权八法验案：经方临证要旨	陈国权	35.00
陈国权经方临证要旨：妇科五官科男科辨治经验	陈国权	38.00
张秀勤全息经络刮痧美容（典藏版）	张秀勤	98.00
悬壶杂记：民间中医屡试屡效方	唐伟华	29.50
医道宗源（一）：中医精准诊疗的计算与谋势	吴作智	35.00
医道宗源（二）：走进仲景脏腑用药式	吴作智	35.00
重读《金匮》：三十年临证经方学验录	余泽运	48.50
医镜正冠：近代名中医误诊挽治百案析	冷方南	45.00
四圣心源	[清]黄元御	19.80

书　名	作　者	定价（元）
老中医教你卵巢保养	杨树文	25.00
吴中朝师承随诊记	王兵，张宁	29.50
新编《黄帝内经》通释	张湖德	99.00
《黄帝内经》补法治疗宝典	张湖德，王铁民，曹启富	48.50
《黄帝内经》抗衰老宝典	张湖德，王铁民，曹启富	39.50
《黄帝内经》饮食养生宝典	张湖德，王铁民，曹启富	48.50
《黄帝内经》自学百日通	张湖德，王铁民，曹启富	48.50
中医自学百日通	张湖德	99.00
实用中医特色疗法大全	金远林，傅诗书，周鹏	88.00
中草药民间单方验方大全	孟文贤	88.00
治癌实录：中西医结合·名家手记	吴锦	28.00
治癌实录2：中晚期癌症·名家手记	吴锦	28.00
治癌实录3：晚期癌症·康复延年纪实	吴锦，吴宇光，王俊	35.00
大众中医 / 常见病防治		
鼻炎中医特效疗法	金瑛	39.50
头痛中医特效疗法	金瑛	39.50
子宫附件疾病中医特效疗法	王晶，张娟	39.50
不孕症中医特效疗法	张娟，韩萍，李琳	39.50
五豆补五脏：超便捷的五脏调养方	张勋	29.50
专家教你对付"难缠"的妇科病	徐琳	39.80

书　名	作　者	定价（元）
自学穴位一本通：大字新版	王启才	98.00
自学中医一本通：大字新版	王启才	98.00
谐调学：谐调经纬	马献军，马啸	198.00
中医点穴按摩九大绝技（典藏版）	杨树文	88.00
中医治验偏方秘方大全	王惟恒	49.50
中医秘传疼痛灵验妙方大全	王惟恒	49.50
疑难病秘验精方大全	王惟恒	49.50
糖尿病居家调养宝典	程华伟，于宝华，刘好	48.50
痛风居家调养宝典	胡新林，张少燕，孟岩	39.80
白癜风防治	成爱华，韩梅海	48.00
帕金森病导引康复法图解	严蔚冰，李殿友	25.00
古本易筋经十二势导引法	严蔚冰，传承严石卿，执笔	36.00
传统足道养生智慧	张勋，张湖德，张滨	29.50
汉方食疗养生智慧	张勋，张湖德，张滨	29.50
阴阳寒热养生智慧	张勋，张湖德，张滨	29.50
银屑病寻医问药手册	刘荣，王雪玲	28.00
肥胖症实用诊疗手册	吕文山，周晨虹，谢毅强	39.80
这次真能瘦下来	孙文善	38.00
临证传奇系列		
临证传奇：中医消化病实战巡讲录	王幸福	29.50

书 名	作 者	定价（元）
临证传奇·贰：留香阁医案集	王幸福	35.00
临证传奇·叁：留香阁医话集	王幸福	35.00
临证传奇·肆：中医求实	周忠海	35.00
王幸福临证心悟系列		
用药传奇：中医不传之秘在于量（典藏版）	王幸福	29.50
杏林薪传：一位中医师的不传之秘	王幸福	29.50
医灯续传：一位中医世家的临证真经	王幸福	29.50
杏林求真：跟诊王幸福老师嫡传手记实录	王幸福	29.50
中医名家大讲堂系列		
临床辨证论治方法二十讲	倪青，王祥生	88.00
中医内分泌科教学查房实录	倪青	88.00
实用现代中医内科学	倪青，王祥生	88.00
糖尿病精准治疗宝典	倪青，赵晓建	88.00
糖尿病中医治疗学	倪青，徐逸庭	88.00
谦学堂医丛系列		
医窗夜话：名中医经验撷菁	卢祥之	45.00
医林散叶：名中医治病绝招	卢祥之	45.00
医坛百影：名中医医论阐挥	卢祥之	45.00
医溪絮语：名中医治学心悟	卢祥之	45.00